ケアの根拠がわかる

先輩ナースが書いた
手術看護ノート

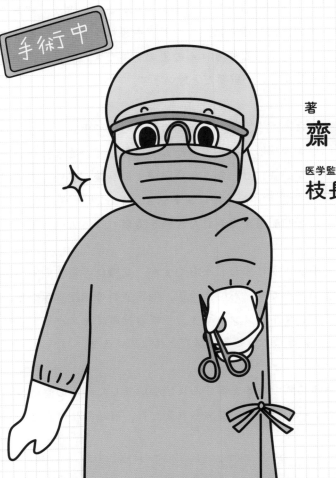

手術中

著
齋藤直美

医学監修
枝長充隆

照林社

手術看護のエキスパートになるために大事なこと

　手術を受けるということは、患者さんにとって人生のなかでも数少ない危機的体験だと思います。周術期の入院期間のなかで、患者さんが最も緊張し山場を迎えるのは、身体的にも精神的にも手術日当日。その場面に直接かかわるのが手術室看護師です。

　ひと昔前は、「お医者様に手術をしていただく」といった風潮でしたが、現在は医師からの説明を受け、患者さんが治療方法を選択する時代になりました。それでも、術前訪問に行くと、「まな板の上の鯉です」「お任せします」と患者さんからよく言われます。もちろん「お任せください。ベストなチームワークで最善の看護を提供しますので、何の心配もありません」と思っていますが、患者さんの協力なしには最大限に患者さんの予備能力を発揮することはできません。

　私は、患者さん参加型の手術看護を提唱しています。例えば、術前訪問の際にプレウォーミングの必要性を説明し、手術当日に体温が下がらないように温かい格好で過ごしてもらうなどです。患者さんは術前に手術に対して不安や恐怖を感じていますが、その裏に大きな期待も抱いています。そんな患者さんの思いを果たすためには、患者さんにも積極的に治療に参加してもらうことが重要だと思います。

　今回この本を執筆するにあたり、改めて手術看護について考えてみました。手術室では多職種が互いの専門性を発揮しながら、チームで協働しています。時に患者さんが急変したり、倫理的な判断が必要になったり、多職種での調整が必要となる場面が発生します。そのような場合、手術室全体を冷静にマネジメントし、リーダーシップを発揮して、安全で患者さん本位の倫理的配慮がなされた医療を提供できる方向に導く者が必要になります。

　この役割は執刀医が担うように思われがちですが、実際に手術室内をマネジメントしているのは手術室看護師なのです。麻酔、術式、他診療科の知識、手術室内の設備に精通しているからこそできるマネジメントです。手術看護のエキスパートと呼ばれる手術室看護師は、そういった動きのできる看護師だと私は思います。

　私が新人のころ、術前訪問である患者さんに出会いました。その患者さんは、手術を前にいろいろな思いがこみ上げ、泣いておられました。当時の私はただただ患者さんに

寄り添い、背中をさすることしかできませんでした。術後訪問の際、患者さんに「何も お力になれずすみません」と話したところ、「新人のあなたにしかできないことがあるの よ。あのときはありがとう」と言われました。

　私は臨床経験を積むことで看護師のスキルを習得できると考えていました。しかしそ れだけでなく、新人だから気づくことや、患者さんに寄り添う言葉かけができることを 学びました。それからは1人1人の患者さんに、今の自分にできる最大限の看護を提供 できるようにと考えながら、日々看護を実践しています。手術看護のエキスパートとは、 1つ1つ最善策は何かを考え抜いて患者さんに看護を提供することだと思います。

　この本は、手術看護に必要な知識や心得、考え方の必須項目が記載されています。私 も新人のころは、基礎を叩き込まれました。今でも当時の経験は、応用力を発揮する場 面で役に立っています。

　手術室では、症例数の少ない手術を経験することもしばしばあります。そのような場 合でも、積み重ねた基礎知識を組み合わせることで対応できます。おさえるべき基礎知 識の要点を絞って1冊のノートにまとめたのがこの本です。手術看護を学ぼうとこの本 を手にとってくださったみなさんの応援が少しでもできれば、とてもうれしいです。

　最後に、医療監修をしてくださった枝長充隆先生、体位のモデルを喜んで引き受けて くれた同期の熊谷登士雄さん、ME機器に関するアドバイスをくれた臨床工学技士の橋 本修一さん、X線資料を提供してくれた放射線技師の須藤洋平さん、いつも陰となり日 向となり応援してくれる真野敏夫師長、そして各所で協力してくれた当院の手術部スタ ッフの皆様、最後に刊行に尽力していただいた照林社の鈴木さんに心からお礼を申し上げ ます。

2020年5月

齋藤直美

CONTENTS

一般的な流れ、情報収集、
訪問時のおさえどころ、説明内容など

--- Column ---

手術室看護師あるある　42 ／手術室看護師の強い味方　94 ／手術を受ける患者さんからよくある質問　144 ／麻酔科医が手術室看護師に望むこと　159 ／外科医のタイプ　164 ／私の勉強法＆苦手克服法　213

装丁・本文デザイン・DTP 制作：伊延あづさ（アスラン編集スタジオ）
カバー・本文イラスト：吉村堂（アスラン編集スタジオ）
メディカルイラスト：熊アート　撮影協力：熊谷登士雄さん（札幌医科大学附属病院手術部門 看護師）

自己紹介

齋藤直美 Naomi Saito

札幌医科大学附属病院手術部門 副看護師長、手術看護認定看護師

2000年 4月	**草加八潮医師会准看護婦学校 入学、医療法人正務医院 勤務**

「獣医になりたい」と母親に申し出たが、「人間にしとき〜」と言われ、医療の真の現場を見るべく働きながら学校に通うことに。19床の救急指定病院で、外科、整形外科、内科で、外来、内視鏡、病棟、手術室、救急を看護助手として経験。多くの患者さんにかかわり、地域に密着した医療の素晴らしさを知り、看護にハマった。認定看護師をめざす。

2002年 3月	**草加八潮医師会准看護婦学校卒業。准看護師免許取得**

2002年 4月	**旭川荘厚生専門学院第2看護科 入学**

看護の奥深さを知り、アルバイトもせず看護の勉強に没頭した2年間。卒業後の進路は、前院での経験から手術看護のエキスパートになりたいと、県内の手術件数の多い病院を中心に就活。

2004年 3月	**旭川荘厚生専門学院第2看護科 卒業**

2004年 4月	**公益財団法人大原記念倉敷中央医療機構倉敷中央病院 入職、手術センター 配属**

年間約12000件の手術（当時）を行う病院にて厳しい先輩の指導の下で、手術看護の基礎を叩き込まれる。4年目に実地指導者を経験し、教育する難しさと喜びを学んだ。

2009年 7月	**札幌医科大学附属病院 入職、手術部門配属**

結婚を機に札幌に移住。「体温管理」に関する看護を研究し、看護研究の面白さを知る。

2013年10月	**兵庫医科大学医療人育成センター認定看護師教育機関手術看護分野 入学**

祖母の家に下宿しながら通学。手術看護を熱く語り合える29名の仲間と出会う。

2014年 3月	**兵庫医科大学医療人育成センター認定看護師教育機関 手術看護分野 卒業**

同年7月手術看護認定看護師を取得し、認定看護師として活動を開始。日本手術看護学会の指名理事や教育委員会活動、中堅者研修講師などを経験。手術室看護師のための看護セミナー in Sapporo を創立。「すべての手術室看護師を応援する」をモットーに麻酔科医、外科医、臨床工学技士らと地域貢献活動としてセミナーを毎年開催。

2016年 7月	**認定看護管理者ファースト研修終了**

看護管理の面白さをはじめて学ぶ。看護管理の視点から認定看護師として必要な管理能力とは何かを模索中。

2019年10月	**手術看護認定看護師 更新**

認定看護師として第2のステップへ奮闘中！

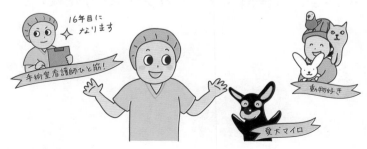

16年目になります

手術室看護師ひと筋！

動物好き

愛犬マイロ

医学監修 **枝長充隆** Mitsutaka Edanaga
札幌医科大学医学部麻酔科学講座 准教授・手術部副部長

1

手術看護の

必須編

手術室看護師として、知っておくべき知識の
エビデンスと看護のポイントをまとめました。
各施設での作法の基本となる内容です。
基本をしっかりおさえることで、
実践や応用に役立てることができます。
日々行っている実践内容と基礎知識を結びつけて、
手術室看護師としてワンランクアップしましょう。

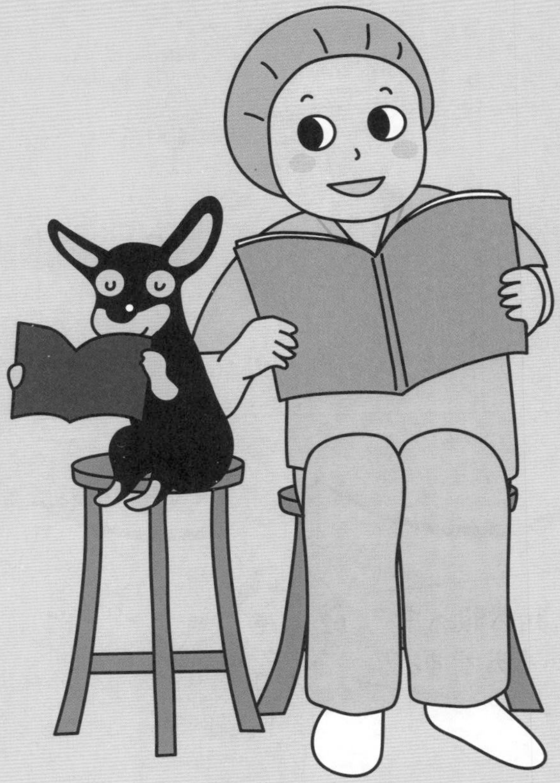

本書の特徴と活用法

私が新人のころから長年使っている勉強ノートをベースに、
手術室の看護師が知っておきたいことを
1冊にまとめました。

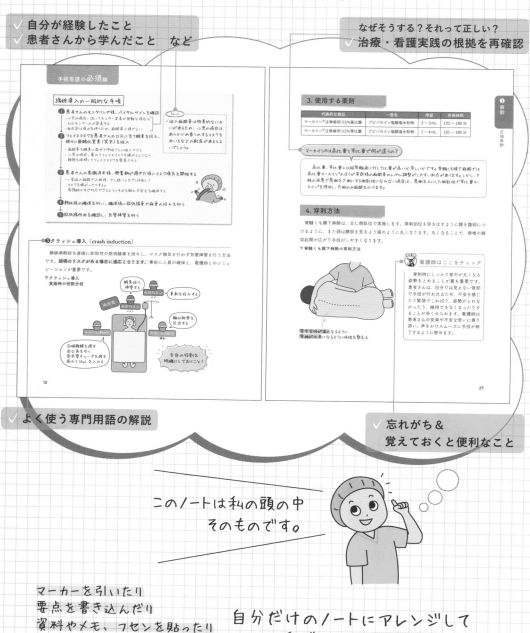

✓ 自分が経験したこと
✓ 患者さんから学んだこと　など

なぜそうする？それって正しい？
✓ 治療・看護実践の根拠を再確認

✓ よく使う専門用語の解説

✓ 忘れがち＆
　覚えておくと便利なこと

このノートは私の頭の中
そのものです。

マーカーを引いたり
要点を書き込んだり
資料やメモ、フセンを貼ったり
使い方は自由自在！

自分だけのノートにアレンジして
日々の看護に活用してください。

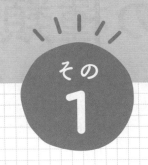

麻酔

麻酔は、患者さんが苦痛を感じることなく、
治療のために手術を行いやすくするためのものです。
手術看護のエキスパートになるためには、
まず麻酔の理解から始めましょう。
麻酔科医による麻酔方法の好みはありますが、
基礎知識は基本的に一緒です。
麻酔の基礎知識をキュッとまとめていますので、
おさえておきましょう。

1 麻酔の種類

　手術に関する麻酔は、術式、患者さんの基礎疾患の有無、患者さんの希望、入院・外来の有無などによって患者さんにとって最も適した麻酔方法を選択したり、組み合わせて行います。どの麻酔方法もそれぞれ特徴があり、メリット、デメリットを考慮し決定されます。

全身麻酔
吸入麻酔
全静脈麻酔

➡全麻（ぜんま）

Memo　手術室ではそれぞれこんな風に呼んだりします

（広義の）区域麻酔		
表面麻酔		粘膜表層に麻酔を行う方法
浸潤麻酔		局所に皮下に麻酔を行う方法
伝達麻酔	神経叢ブロック	超音波ガイドなどを使用して神経に麻酔薬を注入する方法
	神経ブロック	
脊髄くも膜下麻酔		脊椎くも膜下腔に麻酔薬を注入する方法
硬膜外麻酔		硬膜外腔に麻酔薬を注入する方法

➡局麻（きょくま）

➡伝麻（でんま）

➡スパ、ルンバール、脊麻（せきま）

➡エピ、硬麻（こうま）

◯は当院用語

▼麻酔の方法

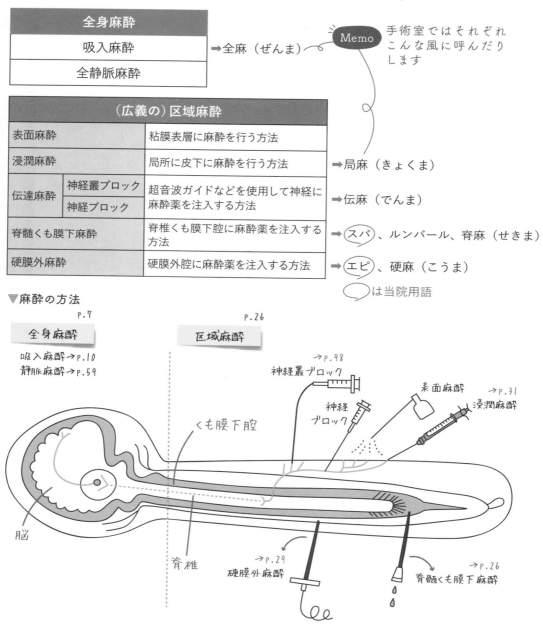

p.7
全身麻酔
吸入麻酔→p.10
静脈麻酔→p.59

p.26
区域麻酔

→p.98
神経叢ブロック
神経ブロック
表面麻酔
→p.31
浸潤麻酔

くも膜下腔

脳

脊椎

→p.29
硬膜外麻酔

→p.26
脊髄くも膜下麻酔

2 全身麻酔

① 全身麻酔とは？

1. 麻酔の要素

　麻酔には、①意識鎮静（意識消失）、②鎮痛、③筋弛緩という３つの要素があります。この３要素を満たすために、吸入麻酔薬の投与による意識消失の維持、鎮痛のための麻薬の投与、筋弛緩状態の維持のための筋弛緩薬の投与を行います。

▼麻酔の基本的３要素

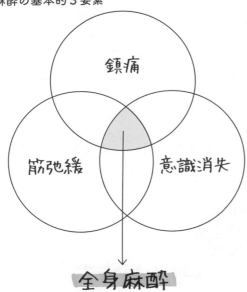

3つの要素が重なり合うことで
全身麻酔となる
それぞれのバランスがとれていることが、
全身麻酔の重要なポイント！

手術室看護師には「外回り看護師」「器械出し看護師」に分かれますが（→詳細は p.119〜134）、麻酔にかかわるのは、主に外回り看護師です。

2. 麻酔器

全身麻酔を行うには、麻酔器が必要になります。麻酔器は患者さんに接続して使用することで、人工呼吸器の機能をもつとともに吸入麻酔薬を投与できます。

▼麻酔器の構造のイメージ

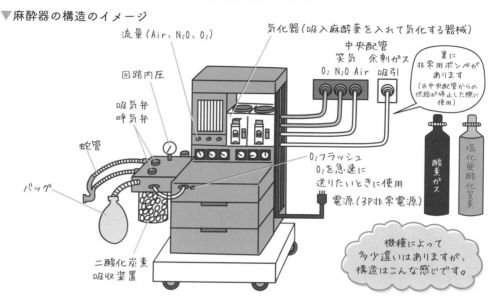

▼実際に麻酔器を使用するときの経路のイメージ

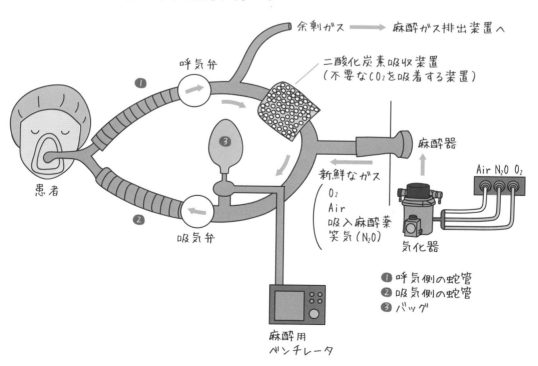

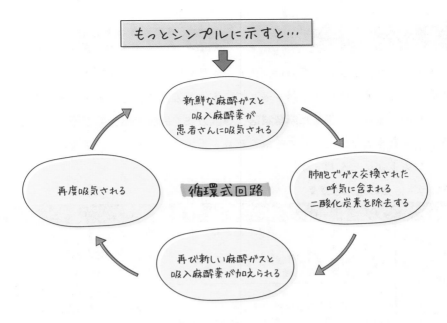

もっとシンプルに示すと…

新鮮な麻酔ガスと
吸入麻酔薬が
患者さんに吸気される

肺胞でガス交換された
呼気に含まれる
二酸化炭素を除去する

循環式回路

再度吸気される

再び新しい麻酔ガスと
吸入麻酔薬が加えられる

② 全身麻酔の流れ

　全身麻酔は、①麻酔導入→②気管挿管→③術中管理→④抜管の流れで実施されます。麻酔導入、気管挿管時と抜管時にトラブルが多く発生しやすいため、麻酔科医は細心の注意を払って麻酔をかけています。

　麻酔の流れを飛行機の離陸から着陸に例えて患者さんに説明すると理解してもらいやすいです。「麻酔導入＝離陸、麻酔からの覚醒＝着陸、術中＝安定飛行」というイメージです。麻酔の導入と麻酔からの覚醒時に特に気を付けなければ、事故（トラブル）になる可能性が高くなります。

▼全身麻酔の流れを飛行機の離着に例えると…

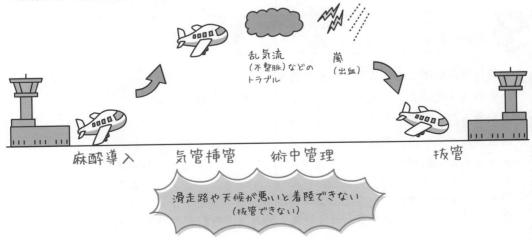

乱気流
（不整脈）などの
トラブル

嵐
（出血）

麻酔導入　　気管挿管　　術中管理　　　　　　抜管

滑走路や天候が悪いと着陸できない
（抜管できない）

1. 麻酔導入

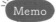 麻酔導入された時点で、患者さんの安全はすべて医療者に託される

　麻酔の導入により患者さんの意識は消失し、生体の防御反応が抑制されます。麻酔科医は術前に患者さんの状態を評価し、最も適している導入方法を決定します。導入方法により手順が異なるため、看護師は**事前に麻酔科医に導入方法を確認しておくこと**が必要です。

　麻酔導入後、看護師は患者さんのそばを離れることはできません。事前に必要物品を確認し、不足がないようにしましょう。

▼主な麻酔導入方法の適応と禁忌

導入方法	適応	禁忌
①急速導入	・フルストマックでない成人、静脈路が確保できる小児の予定手術 Memo 胃に内容物がたくさんあること（胃膨満）	・フルストマック、マスク換気や気道確保困難が予測される場合は禁忌
②緩徐導入	・小児の予定手術 ・成人で静脈路の確保が困難な患者 ・気道確保が困難で自発呼吸を保ったまま導入したいとき	・フルストマックの患者さん ・小児で静脈路を確保できない場合は、フルストマックでも適応されることもある
③クラッシュ導入	・麻酔導入に伴い、嘔吐や誤嚥の可能性がある場合（フルストマック、イレウス、妊婦、逆流性食道炎など）	・挿管困難やマスク換気困難が予測される場合、気管挿管初心者は指導医の指示を仰ぐ
④意識下挿管	・フルストマック、イレウス患者（嘔吐しても誤嚥を防げる） ・全身状態不良、ショック状態（循環動態が不安定で通常の麻酔薬投与が危険な場合） ・気道確保困難でマスク換気困難が予測される場合（肥満など） ・頸椎疾患のある患者さん（後屈困難な場合や、神経障害を確認しながら挿管できるため） ・気道閉塞のリスクが高いとき（口腔内出血、頸部の腫瘍、巨大声帯ポリープなど）	・協力を得られない患者さん（小児、患者さんの拒否、認知機能障害など） ・脳動脈瘤、大動脈解離や破裂で導入時に血圧が上昇するため、相対的禁忌

 看護師はここをチェック

●事前に麻酔科医と導入方法について打ち合わせを行う。

●必要物品を確認し、不足物品がないように手元に準備しておく。

●麻酔導入前の患者さんのバイタルサインを確認する。

●麻酔導入のための薬剤投与後のバイタルサインの変化を見逃さない。

●患者さんの意識状態は？　導入に使用した薬剤の効果は、気管挿管できる状態まで効いているか？　マスク換気はできているか？　導入後の患者さんの循環動態の変動の程度は？　など、フィジカルアセスメントを行いながら自身で評価して看護師から声をかけ、麻酔科医と患者さんの状況を共有する。

❶急速導入（rapid induction）

　静脈麻酔薬をすばやく血管内に投与し、意識消失を確認後に筋弛緩薬を投与して、十分に薬液の効果が発揮されるまでマスク換気を行ってから、気管挿管を行う方法です。最も一般的な麻酔の導入方法で、成人の予定手術でよく用いられます。

急速導入の一般的な手順

Point
✓ 絶飲食が守られていることが条件。
✓ 挿管困難や
マスク換気困難な場合には
行わない。

① 患者さんのモニタリング後、バイタルサインを確認
↓
② フェイスマスクを患者さんの口元に当て100%酸素を
3分以上投与してSPO₂が上昇したことを確認する
↓
③ 静脈路より静脈麻酔薬を投与し、
患者さんの意識消失を確認する（睫毛反射の消失）

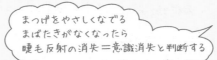

まつげをやさしくなでる
まばたきがなくなったら
睫毛反射の消失＝意識消失と判断する

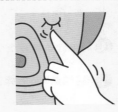

↓
④ フェイスマスクを患者さんにフィットさせ、マスク換気を開始する
↓
⑤ マスク換気ができることを確認後、筋弛緩薬の投与を行う
↓
⑥ 吸入麻酔薬の投与を開始、麻薬を使用する場合は投与を行う
↓
⑦ 筋弛緩薬投与の2〜5分後に気管挿管を行う

❷緩徐導入（slow induction）

　吸入麻酔薬で麻酔導入を行い、患者さんの意識消失後に静脈路を確保する方法です。小児のように麻酔導入前に静脈路の確保が困難な場合に行われます。小児の場合は前投薬（抗不安薬）を行うとスムーズです。

緩徐導入の一般的な手順

1. 患者さんのモニタリング後、バイタルサインを確認
   - 小児の場合、泣いてモニター装着が困難な場合は SpO₂モニターのみ装着する
   - 血圧計は痛みを伴うため、麻酔導入後でよい

2. フェイスマスクを患者さんの口元に当て酸素を投与、徐々に亜酸化窒素（笑気）を吸入
   - 麻酔薬を酸素に混ぜて呼吸ごとに吸入させる
   - 小児の場合、暴れてフェイスマスクを嫌がるようなら、頭部を保持してフェイスマスクを密着させる

3. 患者さんの意識消失後、興奮期が過ぎた後にマスク換気を開始する
   - 一度吸入麻酔で入眠後、少し経つと大きく体動して マスクを嫌がったりする。
     看護師はすぐ対応できるようにそばを離れず安全を確保する

4. 静脈路の確保を行い、確保後に筋弛緩薬や麻薬の投与を行う

5. 筋弛緩作用を確認し、気管挿管を行う

> Point
> ✓ 吸入麻酔薬は特異的なにおいがあるため、小児の場合はあらかじめ香りのするマスクを用いるなどの配慮があるとよいでしょう。

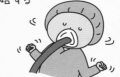

❸クラッシュ導入（crash induction）

静脈麻酔投与直後に即効性の筋弛緩薬を投与し、マスク換気を行わず気管挿管を行う方法です。誤嚥のリスクがある場合に適応となります。事前に人員の確保と、看護師とのシミュレーションが重要です。

▼クラッシュ導入
　実施時の役割分担

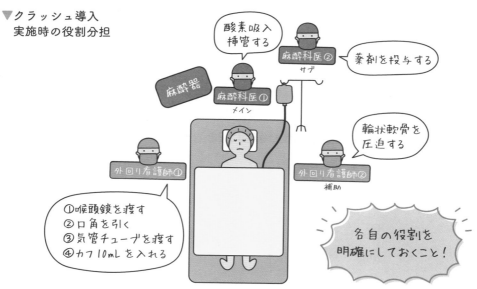

酸素吸入
挿管する

麻酔科医②
サブ
薬剤を投与する

麻酔器

麻酔科医①
メイン

輪状軟骨を
圧迫する

外回り看護師①

外回り看護師②
補助

①喉頭鏡を渡す
②口角を引く
③気管チューブを渡す
④カフ10mLを入れる

各自の役割を
明確にしておくこと！

クラッシュ導入の一般的な手順

1. 患者さんのモニタリング後、バイタルサインを確認

2. フェイスマスクを患者さんの口元に当て、100％酸素を3分以上吸入してもらう

3. 薬剤投与する人（麻酔科医②）は、静脈路より静脈麻酔薬を投与し、
   患者さんの意識消失を確認する（睫毛反射の消失）

4. 輪状軟骨を圧迫する人（外回り看護師②）はただちに
   セリック法（輪状軟骨圧迫）を行う。
   （誤嚥防止のため挿管終了まで継続する）

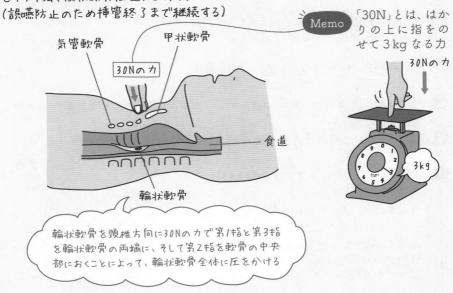

> Memo
> 「30N」とは、はかりの上に指をのせて3kgなる力

気管軟骨　甲状軟骨
30Nの力
食道
輪状軟骨

30Nの力
3kg

> 輪状軟骨を頸椎方向に30Nの力で第1指と第3指を輪状軟骨の両端に、そして第2指を軟骨の中央部におくことによって、輪状軟骨全体に圧をかける

5. 直後に薬剤投与する人（麻酔科医②）は筋弛緩薬を投与し、
   筋弛緩が得られたら麻酔科医①が挿管する

6. 挿管介助をする人（外回り看護師①）は、
   挿管後のカフを十分な量で一気に注入する（成人約10mL）

> **Point**
> ✓ マスク換気を行わないため、静脈麻酔投与前に酸素投与（酸素化）を十分に行っておく。
> ✓ 事前のシミュレーションの際に役割分担を明確にして、互いに把握し合う。
> ✓ 挿管する人・薬剤投与する人・輪状軟骨圧迫する人・挿管介助する人の最低4名必要。

❹意識下挿管（awake intubation）

　患者さんの意識、自発呼吸、咽頭反射がある状態で、挿管を行う際の導入方法です。局所麻酔薬のスプレーによって鎮痛し、患者さんに協力してもらいながら挿管を行います。苦痛を伴う導入方法のため、患者さんへの説明と同意を得ることが重要です。

意識下挿管の一般的な手順

1 患者さんのモニタリング後、バイタルサインを確認

2 フェイスマスクを患者さんの口元に当て、100%酸素の吸入を挿管終了まで継続する

3 静脈路より、麻薬やベンゾジアゼピン系鎮静薬を少量ずつ分割投与する

4 表面麻酔を8%リドカインスプレーで噴霧する

5 再び酸素投与を行い、麻薬やベンゾジアゼピン系鎮静薬を適宜追加投与する

6 喉頭鏡を用いて喉頭蓋まで表面麻酔を行う

7 気管内シリンジで、気管内に麻酔を行う
- 患者さんが咳き込むため、すばやく行う
- 表面麻酔は深吸気時に噴霧することで効率よく散布できる
- 不要な麻酔薬は挿管のときに視野の妨げになるので、いつでも吸引ができるようにスタンバイしておく

> **Point**
> ✓ 患者さんに説明を行いながら、協力を得て実施する。
> ✓ 看護師は不安軽減のための声かけが大事。

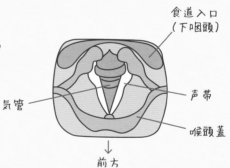

食道入口（下咽頭）
気管
声帯
喉頭蓋
前方

呼吸することで声帯が開き、気管が見える。それに合わせて気管内に麻酔を行う

8 患者さんの呼吸に合わせ呼気時に気管チューブをすばやく挿入する

9 気管内に挿管されていることを確認し、ただちに静脈路から静脈麻酔薬と筋弛緩薬を投与する

10 気管チューブと蛇管を接続し、吸入麻酔薬で入眠させる

2. 気管挿管

Memo　人工呼吸器使用時、全身麻酔時、蘇生時などに実施

気管挿管とは、気管内に専用のチューブ（気管チューブ）を留置することです。口腔、鼻腔、食道から気道を独立させて確実に気管を確保し、口腔内分泌物と嘔吐物が気管内に入ることを予防するために行います。

❶マスク換気

気管挿管の手技は痛み刺激を伴うため、挿管前に麻酔導入を行います。麻酔導入後は、導入時に使用した筋弛緩薬、麻薬、静脈麻酔薬、吸入麻酔薬の効果が、気管挿管を安全に実施できる状態になるまで、マスク換気を行います。

マスク換気の一般的な手順

1　マスクを2種類用意する
（患者さんの顔にフィットしないと麻酔ガスが漏れてマスク換気ができないため）

2　バッグは適切なサイズを選択する（適切な量の麻酔ガスを患者さんに送るため）
10kg/1Lをめやすに成人は3〜4Lを使用する

3　マスク換気を実施する
麻酔科医1名でのマスク換気が困難な場合は2名で行う

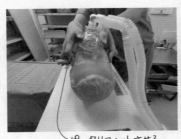
ピッタリフィットさせる

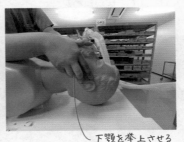
下顎を挙上させる

4　換気できているか確認する

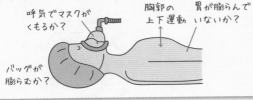
呼気でマスクがくもるか？　胸郭の上下運動　胃が膨らんでいないか？　バッグが膨らむか？

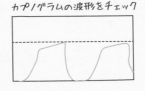
カプノグラムの波形をチェック

看護師はここをチェック

麻酔科医1名でマスク換気が困難な場合は、看護師が下顎の挙上およびマスクの下半分の保持を行うことがあるため、手順を知っておきましょう。

マスク換気が困難な場合はどうする？

高齢者で義歯を外した患者さんや、るい痩で頬のへこみがある患者さんはマスクのフィットが難しいです。マスク換気困難な場合を予測し、補助グッズなどを手元に用意しておきましょう。

補助グッズの例①
舌による気流遮断を防止する

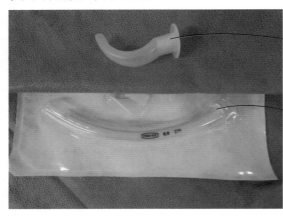

経口エアウェイ
→口から入れる（各種サイズあり）

経鼻エアウェイ
→鼻から入れる（各種サイズあり）

補助グッズの例②
水で湿らせたガーゼを両頬の内側に入れて換気する（頬がこけているとマスクと頬の間にすきまができ、空気がもれてうまくマスク換気できないため）

コロコロガーゼ

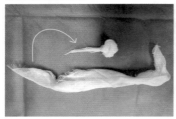

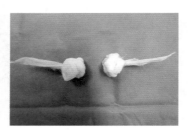

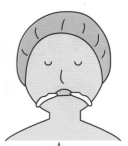

指にクルクル巻いて最後にガーゼの端を通してできあがり

2個作る

口の中に入り込まないように、口からガーゼの両端を出しておく

※ガーゼは挿管する前に抜くこと。

❷経口気管挿管

経口気管挿管の一般的な手順

1 術式に応じて適切な気管チューブを選択する

看護師の役割
術式に応じた気管チューブが用意されているか、確認する

なぜ？
頭頸部の手術の場合は術式に応じて気管チューブの形状が異なるため。必要な場合は診療科医師にも確認する

2 気管チューブの破損の有無、カフの漏れをチェックし必要時スタイレットを内腔に挿入しておく

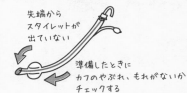

先端から
スタイレットが
出ていない

準備したときに
カフのやぶれ、もれがないか
チェックする

看護師の役割
スタイレットが気管チューブ先端から出ていないことを確認する

なぜ？
先端からスタイレットが出ていると挿管時に気管を傷つけてしまうため

3 頭部をsniffing position（スニッフィング ポジション）にし、口から声門までが一直線になるようにする
（必要な場合は枕を追加して挿管しやすい姿勢とすることもある）

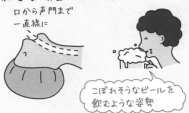

口から声門まで
一直線に

こぼれそうなビールを
飲むような姿勢

看護師の役割
sniffing positionをとった際に口から声帯まで一直線になっているか確認し、必要時は枕を入れる

なぜ？
一直線にすることで、挿管操作がしやすくなる

4 歯のぐらつきがないことを確認する。手で開口させ、喉頭鏡を左手で受け取りブレードの先端を正中で喉頭蓋の根部に向けて挿入する

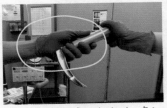

ここを麻酔科医に持ってもらうように渡す

口唇が巻き込まれていないか

歯にブレードが当たっていないか

看護師の役割
・喉頭鏡を渡す際は尾側を持ち、麻酔科医が持ち直さなくてよいように渡す
・ブレードによって口唇や舌の裂傷が起こる可能性が高いため、注意して観察し、麻酔科医に声をかけてサポートする

なぜ？
開口後は、挿管操作が終わるまで、麻酔科医は口腔内から目が離せないため、物を渡すときは、医師の手に確実に渡す

5 声門を確認する
ブレード全体で喉頭を持ち上げるように喉頭鏡ハンドルを前上方に移動すると、喉頭蓋が反転して声門が確認できる（喉頭展開）

喉頭鏡を使っても声門が確認できない場合はどうする?

喉頭蓋の確認はできるが声門全体像が十分に視野に入らない場合は、甲状軟骨部を「後方、上方、右方」に圧迫する（BURP法）ことで挿管しやすくなります。

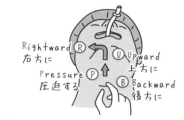

Rightward 右方に (R)
Upward 上方に (U)
Pressure 圧迫する (P)
Backward 後方に (B)

⑥ **挿管；喉頭展開を維持しながら気管チューブが声門より先端が2cm程度入ったら、スタイレットを抜く。口角から患者さんの体格に合わせて深さを調節し、カフを膨らまして固定する**

看護師の役割
挿管操作がすみやかに行えるように、気管チューブを麻酔科医に渡し、右口角を引いてチューブを進みやすくする。麻酔科医の指示でチューブを押さえながらスタイレットを抜き、カフを膨らます

なぜ?
片手で気管チューブを押さえてスタイレットを抜かないと一緒にチューブが抜けてしまうため

⑦ **蛇管をチューブに接続し、胸郭の挙上、チューブの曇り、カプノグラムの波形で気管内挿管であることを確認し、1本目のテープ固定を行う**

看護師の役割
気管内挿管であることを麻酔科医とともに確認し、食道挿管の場合にすぐに対応できるようにする

なぜ?
フィジカルアセスメントをして、総合的に気管内挿管であることを評価することで迅速対応できる

⑧ **聴診器で、剣状突起の下方（胃部）、左右の腋窩部と前胸部の4か所で正常な肺音が聴こえるか確認し、2本目の固定を行う**

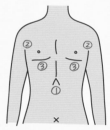

①胃部
②左右の腋窩部
③左右の前胸部

看護師の役割
呼吸音に左右差がある場合は位置を調整する必要があるため、カフ内の空気を抜けるようにスタンバイしておく

なぜ?
チューブの位置が深すぎると、片肺挿管になり、浅すぎると、適切な術中の呼吸管理ができない

チューブのカフは、どれくらい入れればいいの?

「耳たぶの硬さぐらい」などと言われています。実際には蛇管とチューブを接続し、換気して気道内圧が20cmH₂O程度に保った状態でカフを徐々に膨らまし、呼吸ガスが漏れなくなった時点でOKとします。過度にカフを入れすぎると、術後反回神経麻痺や嗄声になる場合があるので注意しましょう。

現在はカフ圧計を使用して調節することが推奨されています。カフ圧計を使用する場合はカフ圧を20〜30cmH₂Oにし、手術が長時間になる場合には適宜調整を行います。

▼気管チューブの種類

レイチューブ

扁桃腺や鼻の手術でチューブが邪魔にならないようにU字の形になっている

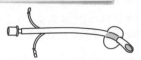
長時間挿管用気管チューブ

長期呼吸管理における声門下腔の分泌物吸引ができるもの。術後挿管したままICUに入室するときに使用する

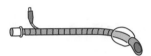
スパイラルチューブ

らせん状に金属の細いワイヤーが入っている

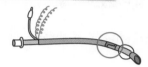
NIM EMGチューブ

活動電位をモニタリングするために使用。○の部分に電極があり、迷走神経、反回神経、上喉頭神経外枝の術中モニタリングができる

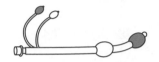
ダブルルーメンチューブ

分離肺換気を行うために使用。左右の肺を別々に換気できる。主に肺、食道の手術で使用

大事!
看護師はここをチェック

　挿管操作は麻酔科医にとって最大のイベントであり、どうしても手技に夢中になります。看護師は、挿管介助をしながら、患者さんの安全に気を配りながら、スムーズに手技が終わるようにします。

　マスク換気、気管挿管後の換気を確認する際は、肺の中にきちんと酸素が送られて、患者さんが呼吸できているのかを判断できることが重要です。看護師のフィジカルアセスメント能力を発揮して、見て、聴いて、触れて、評価しましょう。

見る	マスクの曇り、気管チューブの曇り、胸郭の挙上、カプノグラムの波形
聴く	呼吸音、モニタリングの音（挿管後は脈拍数が上昇）
触れる	胸郭の挙上を触れながら

注意! 1つの評価に頼りすぎると判断が遅れ、患者さんが低酸素状態になる恐れがあります。

---

3. 術中の麻酔管理

　手術中は術式別、診療科別の治療が安全に実施できるように麻酔管理を行います。

　術式による、体位の変更・出血量の予測・術式別の手術操作に伴うバイタルサインの変動などあらかじめ予測し、外回り看護師、診療科医師と連携をとりながら麻酔を安定させます。

一般的な術中の麻酔の流れ（セボフルランとレミフェンタニル塩酸塩を使用した場合）

1 挿管後は刺激がなくなるので、吸入麻酔薬（セボフルラン）と
鎮痛薬（アルチバ®）を最小限に減らす

2 手術体位によっては筋弛緩薬の追加投与が必要なこともある

3 挿管後から手術開始までの間は刺激が少ないために血圧低下などが起こりやすい。
エフェドリン塩酸塩（エフェドリン）の投与や輸液で循環動態を安定させる

4 執刀開始（メスを入れるとき）に備えて鎮痛レベルを上げておく

5 バイタルサインを参考に鎮痛のレベルを調整する（手術操作に応じて）

6 大量出血で循環動態が不安定な場合はバイタルサインの維持を最優先にし、
鎮痛・鎮静を最小限にすることを考慮する

7 血液ガス分析の結果を考慮して補液・輸血・電解質などの補正を行う

8 術後の疼痛対策を開始する

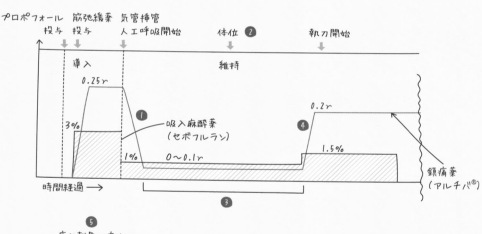

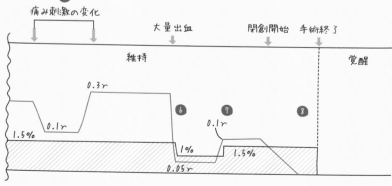

❶循環管理

▼バイタルサインのアセスメントのポイント

項目	原因	主な対処方法
血圧 > 160mmHg	浅い麻酔	適切な麻酔深度にする
	高二酸化炭素血症	換気状態の改善
	手術操作（大動脈クランプやターニケット駆血、高血圧発作）	降圧薬投与
	鎮静の不足	吸入麻酔薬または静脈麻酔薬の調整
	鎮痛の不足	オピオイドや硬膜外麻酔の追加
	筋弛緩（薬の効果）が切れている	筋弛緩薬の追加
血圧 < 90mmHg	循環血液量不足	輸液を追加し、昇圧薬の使用を考慮
	出血	急速輸液、昇圧薬の投与状況に応じて太い（18 G以上）末梢静脈路の確保、輸血
	深い麻酔	適切な麻酔深度にする（吸入麻酔薬の濃度を下げる）
	手術操作（大動脈クランプやターニケットの解除）	輸液、昇圧薬の使用
	下大静脈圧迫	手術操作の中止
頻脈 > 120 回 / 分	循環血液量不足、出血	輸液、輸血など
	浅い麻酔	適切な麻酔深度にする
徐脈 < 50 回 / 分	副交感神経刺激	手術操作中止、アトロピン投与
	術前からの洞性徐脈	治療の必要なし
	麻酔薬（特にレミフェンタニル塩酸塩）の過剰投与	麻酔薬の減量
尿量 < 1mg/kg/ 時	脱水	十分な補液

看護師はここをチェック

　何かしながらでも、耳でモニターの音を聴きましょう。アラームが鳴ったらモニターを見て原因を考え、麻酔科医と情報を共有し、対策を行います。

▼モニター画面（術中）

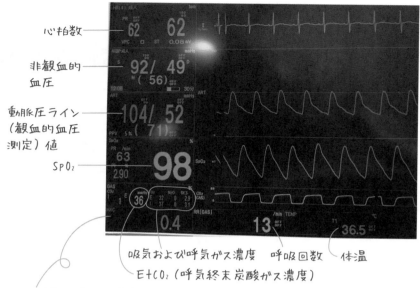

心拍数

非観血的
血圧

動脈圧ライン
（観血的血圧
測定）値

SPO₂

吸気および呼気ガス濃度　呼吸回数　体温
EtCO₂（呼気終末炭酸ガス濃度）

MAC（最小肺胞内濃度）；1気圧下で100人に皮膚切開を加えても50人（50％）の人が
体動しないときの吸入麻酔薬の肺胞濃度

▼一般的な麻酔器の人工呼吸器のモニター画面（術中）

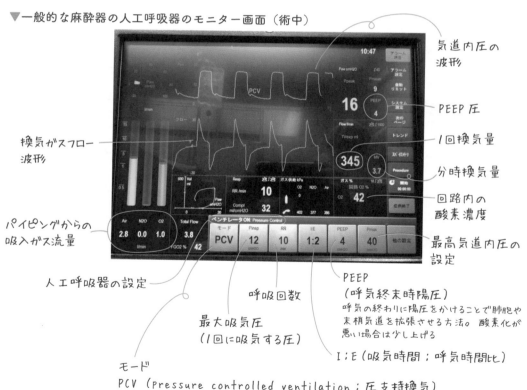

気道内圧の
波形

PEEP圧

1回換気量

分時換気量

回路内の
酸素濃度

最高気道内圧の
設定

換気ガスフロー
波形

パイピングからの
吸入ガス流量

人工呼吸器の設定

呼吸回数

最大吸気圧
（1回に吸気する圧）

PEEP
（呼気終末時陽圧）
呼気の終わりに陽圧をかけることで肺胞や
末梢気道を拡張させる方法。酸素化が
悪い場合は少し上げる

I：E（吸気時間；呼気時間比）

モード
PCV（Pressure controlled ventilation；圧支持換気）
吸気時に一定の気道内圧を保つように人工呼吸器からの吸気流量を制御
するモード
その他、VCV（volume controlled ventilation；従量式換気）モード
などがある

❷呼吸管理

全身麻酔中に発生する最も多いトラブルは換気にかかわるものです。適切な人工呼吸器の設定をし、モニタリングすることが重要になります。

▼標準的な従圧式換気（PCV）人工呼吸モードの設定

●吸入気酸素濃度：30 〜 50 %（酸素 1 L/ 分、空気 1.7 〜 7 L/ 分）
●最大吸気圧 12 cmH₂O（1 回換気量： 6 〜 8 mL/kg）
●換気回数： 8 〜 15 回 / 分
●呼気終末陽圧（PEEP）： 0 〜 4 cmH₂O
●吸気時間：呼気時間 (I：E) 比： 1 ： 2 〜 3（呼気時間 1 秒前後）

看護師はここをチェック

術中に麻酔器の人工呼吸モードの設定での管理が困難になると、アラームが鳴ります。看護師はモニターを確認して、どの設定のアラームが鳴っているのか、麻酔科医とともに確認し、対策を行います（モニタリングの交換、回路の確認、喀痰の吸引など）。手術体位や手術操作によって、影響を受けている場合は、執刀医と相談し麻酔科医と調整しましょう。

4. 手術終了〜覚醒〜抜管

手術終了後に麻酔薬、筋弛緩薬の投与を中止し、患者さんの体内に残存する麻酔薬の代謝を待ち、麻酔覚醒の評価基準の１つである、呼名反応の出現を観察します。抜管の基準を満たしていれば抜管をします。

▼抜管基準

呼吸	●自発呼吸の安定 (呼吸数 10 〜 25 回 / 分、1 回換気量：体重× 10 × 0.7 mL 以上) ●深呼吸ができる ●SpO₂= 98 〜 100 %
気道反射	●気管吸引時に咳反射が起こる
意識	●呼びかけに反応して開眼・手を握ったり離したりできる・開口・舌を出すことが可能
筋弛緩の回復	●TOF 比が 90 %以上
循環不全	●血圧：80 mmHg 以上、心拍数：120/ 分以下

TOF (train of four) 比

神経探知刺激装置で 0.5 秒おきに 4 回連続する刺激を 1 群として、15 秒ごとに繰り返す刺激法を TOF 法といいます。

TOF 法では、筋弛緩薬が効いていないときは第 1 刺激（T1）と第 4 刺激（T4）の高さの比（TOF 比、T4/T1）がほぼ 100% であり、筋弛緩薬が効いているほど TOF 比が小さくなることから評価します。

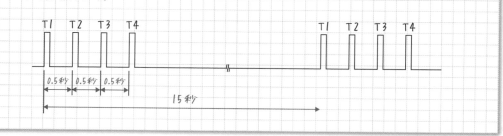

抜管の一般的な手順

1 麻酔薬、筋弛緩薬の投与を中止し人工呼吸から用手換気に切り替え、100%酸素で換気する

看護師の役割
挿管、抜管に必要な物品の準備をする。気管チューブは現在患者さんに使用しているものと同様のサイズの新品を用意しておく

なぜ？
抜管後に再挿管が必要な場合があることを念頭におき、気管チューブを用意しておく。一度術中に使用していた気管チューブは抜管の際に破損している可能性があるので、新品を用意しておく

2 規則的な自発呼吸確認後、筋弛緩拮抗薬を静注する

看護師の役割
麻酔科医の動きを確認しながら、呼吸状態の観察を行う

なぜ？
患者さんの呼吸状態を確認しながら、抜管のタイミングに備える

3 口腔内・気管内の吸引をし、咳反射が起こることを確認する

看護師の役割
気道内分泌物の色、量、粘性、におい、出血の有無を観察しアセスメントを行う

なぜ？
気道内分泌物の評価が悪い場合は、抜管後に口腔内吸引をしたり、吸引しながらの抜管をすることがあるため

4 ポップオフバルブを閉じ、バッグで加圧しながらカフ用注射器で気管チューブのカフを脱気し気管チューブを抜く

Memo 呼吸回路内の圧力を調整するのと同時に、余剰麻酔ガスの排出をコントロールするもの

看護師の役割
麻酔科医の指示でカフ用注射器を使用し、気管チューブのカフを脱気する

なぜ？
加圧しながら抜管することで、肺の虚脱を防ぐ

5 100%酸素をフェイスマスクで投与する
患者さんが正常呼吸を行っていること、酸素化が十分であること、気道閉塞が起きていないことを確認する

看護師の役割
患者さんの胸郭の挙上、SpO2の値を確認し気道閉塞が起きていないか麻酔科医とともに確認する

なぜ？
覚醒不良や気道閉塞がある場合に即座に対応するため

5. 退室

手術室を退室する前に、患者さんの状態を**退室基準**で評価します。

▼退室基準

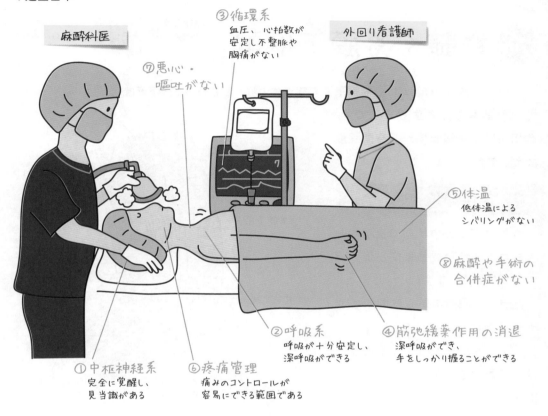

麻酔科医

③循環系
血圧、心拍数が
安定し不整脈や
胸痛がない

外回り看護師

⑦悪心・
嘔吐がない

⑤体温
低体温による
シバリングがない

⑧麻酔や手術の
合併症がない

②呼吸系
呼吸が十分安定し、
深呼吸ができる

④筋弛緩薬作用の消退
深呼吸ができ、
手をしっかり握ることができる

①中枢神経系
完全に覚醒し、
見当識がある

⑥疼痛管理
痛みのコントロールが
容易にできる範囲である

看護師はここをチェック

　抜管後の患者さんの状態は、病棟へ申し送りを行い、継続看護に活かす必要があります。術中に使用した麻酔薬や、術後の鎮痛目的で使用している薬剤の患者さんへの影響を考慮した申し送りをします。

3 区域麻酔

① 脊髄くも膜下麻酔

Memo 主な適応：下肢の手術、帝王切開、鼠径部、肛門の手術

脊髄くも膜下麻酔は、**くも膜下腔に麻酔薬を注入する**方法です。作用時間は**手術時間が3時間程度までが適応**となります。

1. 穿刺部位

脊椎は仰臥位の状態で生理的わん曲によってT5が最低位となりL3が最高位となります。

通常はL3-4から穿刺しますが、場合によってはL2/3、L4/5、L5/S1から穿刺することがあります。手術する部位によって選択されます。

▼脊椎の解剖と脊髄くも膜下麻酔

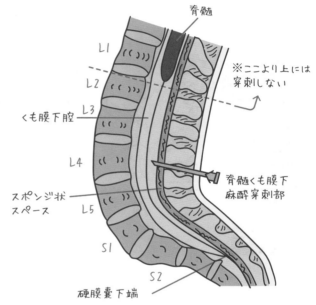

2. 禁忌

	患者状態	なぜ？
絶対的禁忌	穿刺部位の感染	感染拡大の危険性があるため
	敗血症	
	頭蓋内圧亢進患者	穿刺による脳ヘルニアの可能性
	患者さんの拒否	
相対的禁忌	出血傾向のある場合	出血すると止血されず血腫になる可能性があるため
	循環血液量の減少（ショック状態）	末梢血管拡張により、血圧が低下するから
	高齢者、脊椎の高度変形	手技が困難なため

3. 使用する薬剤

代表的な商品	一般名	用量	作用時間
マーカイン®注脊麻用 0.5%高比重	ブピバカイン塩酸塩水和物	2～3mL	120～180分
マーカイン®注脊麻用 0.5%等比重	ブピバカイン塩酸塩水和物	2～4mL	120～180分

マーカイン®は高比重と等比重で何が違うの？

　高比重、等比重とは脳脊髄液に対して比重が高いか等しいかです。脊髄くも膜下麻酔では高比重マーカイン®のほうが穿刺後の麻酔薬のレベル調整がしやすい利点があります。しかし、下肢の疾患で患側を下側にする側臥位になれない場合は、患側を上にした側臥位で等比重マーカイン®を使用し、片側のみ麻酔をかけます。

4. 穿刺方法

　脊髄くも膜下麻酔は、主に側臥位で実施します。穿刺部位を突き出すように膝を腹部につけるように、また頭は臍部を見るよう猫のように丸くなります。丸くなることで、脊椎の棘突起間が広がり手技がしやすくなります。

▼脊髄くも膜下麻酔の穿刺方法

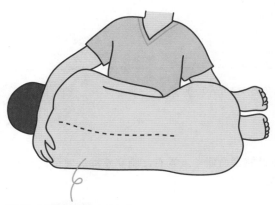

背中全体が面になるように
脊椎が水平になるように体位を整える

大事！ 看護師はここをチェック

　穿刺時にしっかり背中が丸くなる姿勢をとれることが最も重要です。患者さんは、自分では見えない背部で手技が行われるため、不安を感じたり緊張でこわばり、姿勢がとれなかったり、維持できなくなったりすることが多くみられます。看護師は患者さんの安楽や不安な思いに寄り添い、声をかけスムーズに手技が終了するように努めます。

5. 麻酔の効果の確認

麻酔薬の効果により感覚は遮断されていきますが、それには順番があります。

▼麻酔により神経が遮断される順番

交感神経 → 温覚 → 痛覚 → 触覚 → 圧覚 → 運動神経

確認方法の例：cold test（コールドテスト）
凍らせたボトルで温感覚消失域を確認する

看護師はここをチェック

迅速に麻酔レベルが判断できるように、乳頭T4、心窩部（剣状突起）T6、臍T10は覚えましょう。

麻酔高が…
- T4（乳頭）まで達していると…
  血圧低下や徐脈が出現しやすい
- C4（鎖骨の上）まで達すると…
  呼吸が抑制されるため、人工呼吸が必要

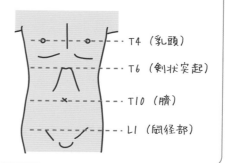

T4（乳頭）
T6（剣状突起）
T10（臍）
L1（鼠径部）

6. 主な合併症

● 血圧低下、徐脈

交換神経の遮断により静脈還流が減少し、血圧が低下します。

● 悪心・嘔吐

血圧の低下、麻酔高による呼吸抑制による低酸素血症や、さらに副交感神経優位になり、胃腸の動きが活発になることが原因です。

● 脊髄くも膜下麻酔後疼痛

穿刺の際の孔から脳脊髄液が硬膜外腔に流出し、頭蓋内圧が低下することで頭痛が起こります。

② 硬膜外麻酔

硬膜外麻酔は、全身麻酔下で肺、腹部や下肢などの手術をする患者さんに、硬膜外腔に持続的に鎮痛薬を注入することで術中・術後に疼痛のコントロールをする麻酔です。

1. 穿刺部位

▼硬膜外麻酔の穿刺部位

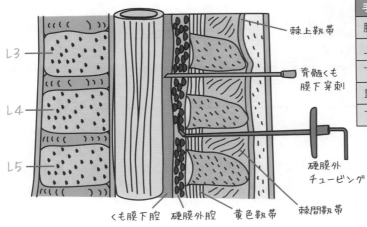

▼手術部位による穿刺部位の違い

手術部位	穿刺部位	必要麻酔域
胸部	T4-7	T1-10
上腹部	T7-10	T4-12
下腹部	T10-12	T6-L3
鼠径部	T12-L1	T10-L5
下肢	L1-3	T12-S

2. 禁忌

脊髄くも膜下麻酔と同様です。ただし、穿刺針が脊髄くも膜下麻酔の針より太いため、出血傾向のある患者さんには特に注意が必要になります。

3. 使用する薬剤（当院の場合）

 Memo 「E」はエピネフリン（アドレナリン）のE。臨床では「E入り」「Eなし」などと呼ぶ

商品名	一般名	使用目的
キシロカイン®1%	リドカイン塩酸塩	穿刺前の局所麻酔として使用
キシロカイン®1% E キシロカイン®1.5%E （キシロカイン®2%＋キシロカイン®1%E）	エピネフリン（アドレナリン）添加リドカイン塩酸塩	硬膜外腔穿刺後に硬膜外腔に注入して合併症の有無を確認する（テストドーズ）＋術中局所麻酔薬

4. 穿刺方法

脊髄くも膜下麻酔同様の体位で実施します。硬膜外腔に穿刺し、カテーテルを3～5cm留置し吸引試験を行い、髄液や血液が吸引されないことを確認し固定します。

Point

テストドーズで使用する薬剤

　当院では硬膜外穿刺時に使用するテストドーズはキシロカイン®1.5% E を使用しています。エピネフリンが添加されているものを使用する理由は、血管内に誤って薬液が入ったときに心拍数が増加することで、発見することができるからです。

　また術中より使用する薬液の濃度を薄めて使用する場合があります（アナペイン®0.75%を0.375%に希釈するなど）。これは、薬液の濃度を調整することで、麻酔薬の効果の広がりを調節したり、持続投与時の合併症を防ぐことを目的としています。

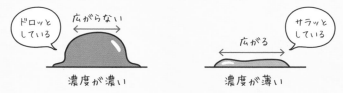

 看護師はここをチェック

　脊髄くも膜下麻酔と同様の体位となりますが、硬膜外麻酔のほうがカテーテルを留置することや、手技的にも難しいことから時間を要することが多く、患者さんの苦痛になりかねません。処置中は患者さんの表情を観察して、その思いを代弁し、麻酔科医に報告し、患者さんのそばを離れないようにします。

　麻酔前投与（鎮静・鎮痛薬など）を行う場合は、呼吸状態や意識レベルを確認しながら声をかけます。突然大きな声で話しかけると、患者さんが急に動いたり、不安を助長させたりするので、声の大きさにも注意します。

5. 主な合併症

● 全脊髄くも膜下麻酔

　全脊麻ともいい、誤って穿刺針が硬膜を突き抜け脊髄くも膜下腔へ麻酔薬が注入されると、すべての脊髄神経とそれより上位の中枢神経が遮断されます。

● 血圧低下

交感神経遮断により起こります。

● カテーテルトラブル

カテーテルを留置するために起こる感染、カテーテルの切断などをいいます。

4 浸潤麻酔

　局所麻酔薬を使用して、局所で感覚を遮断する方法です。手術を行う部位に麻酔薬を直接皮内、もしくは皮下に注射し、無痛の状態をつくります。

1. 主な局所麻酔薬の特徴

❶ リドカイン塩酸塩 主な商品名 キシロカイン®（0.5％、1％、2％、「0.5％」エピネフリン含有、「1％」エピネフリン含有、「2％」エピネフリン含有

- ・アミド型局所麻酔薬、作用時間は1〜2時間
- ・硬膜外麻酔、末梢神経ブロック、浸潤麻酔に適応
- ・血管収縮による出血量減少、作用時間延長が必要な場合はエピネフリン添加を用いる。
- ・極量：5 mg/kg（エピネフリン添加10 mg/kg）

注意！

エピネフリン添加のリドカインの禁忌

✓耳介や鼻翼（皮下に軟部組織がないため動脈収縮によって壊死を起こす）
✓指趾や陰茎（側副血行路がないため動脈収縮によって壊死を起こす）
✓糖尿病、甲状腺機能亢進症、高血圧、無痛分娩時（微弱陣痛を起こすことがある）

❷ ロピバカイン塩酸塩水和物 主な商品名 アナペイン®（0.2％、0.75％、1％）

- ・長時間作用型で運動神経遮断作用が弱い。作用時間は2〜3時間
- ・硬膜外麻酔、末梢神経ブロック、浸潤麻酔に適応
- ・極量：3 mg/kg

❸ ブピバカイン塩酸塩水和物 主な商品名 マーカイン®（0.125％、0.25％、0.5％）

- ・脊髄くも膜下麻酔で最も多く使用されている。作用時間2〜3時間
- ・脊髄くも膜下麻酔、硬膜外麻酔、浸潤麻酔、末梢神経ブロックに適応
- ・極量：3 mg/kg

❹ レボブピバカイン塩酸塩 主な商品名 ポプスカイン®（0.25％、0.5％、0.75％）

- ・長時間作用型でブピバカインの異性体。作用時間は3時間
- ・硬膜外麻酔、末梢神経ブロックに適応
- ・極量：3 mg/kg

2. 局所麻酔薬の副作用

❶局所麻酔薬中毒

血中濃度の上昇による中毒症状です。一度に多量の局所麻酔薬を注入した際に起こります。

	中枢神経系	循環器系	呼吸器系	対処法
初期	（軽度刺激） 不安、興奮、多弁、めまい、悪心・嘔吐	頻脈、血圧上昇	呼吸促迫、チアノーゼ	安静臥床、酸素投与、鎮静薬投与
けいれん期	（強く刺激） 顔面および四肢のけいれんから全身けいれんへ移行	頻脈、血圧上昇、不整脈	呼吸抑制、チアノーゼ	安静臥床、酸素投与、鎮静薬投与、人工呼吸
末期	（抑制） 昏睡、筋弛緩	徐脈、心停止	呼吸停止	酸素吸入、鎮静薬投与、人工呼吸、胸骨圧迫、昇圧薬使用

❷アナフィラキシーショック

- エステル型の局所麻酔薬で起こりやすい
- 量とは関係なく少量でも起こる
- 症状はヒスタミン遊離による浮腫、喘息様呼吸、低血圧
- 治療としては、エピネフリンを0.3〜0.5 mg筋注する。
  対処療法として呼吸困難に対する酸素吸入と低血圧には昇圧剤を投与

> **Memo** 局所麻酔薬は結合構造によりアミド型とエステル型に分類される。エステル型の例：コカイン塩酸塩（コカイン塩酸塩）、プロカイン塩酸塩（プロカニン）、テトラカイン塩酸塩（テトカイン®）

❸エピネフリン添加による反応

- エピネフリンの過剰投与による心悸亢進、血圧上昇、頻脈、呼吸促拍
- 局所麻酔薬中毒との区別が困難なことがある
- 治療として、酸素吸入と鎮静薬の投与を行う

> **Memo** 例：ミタゾラム（ドルミカム®）、プロポフォール

❹心因性反応

- 不安や恐怖心が強い患者さんに浸潤麻酔にて手術を行った際に起きやすい低血圧のこと。
  過去にも同じような既往歴のあることが多い。
- 症状として徐脈、血圧低下、意識消失、顔面蒼白、冷汗、過換気などを起こす。

 看護師はここをチェック

　患者さんの意識があるため、緊張や不安など心理面への支援が重要です。麻酔科医が近くにいないことも多く、看護師が患者状態の把握や、バイタルサインをアセスメント、対応します。緊急時の対応についてはシミュレーションを行い、日ごろから備えておきましょう。

感覚器障害がある患者さんの場合、痛みなどはどう伝えればよい？

　発声障害がある場合は、音が鳴る用具を患者さんに持ってもらい、
訴えがあるときに鳴らしてもらいます。聴覚障害がある場合はボードに
記入してもらうとよいでしょう。

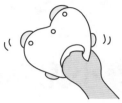

【例】

> 看護師 「痛かったり、気分が悪くなったら鳴らしてくださいね」
> 「"はい"のときは1回、"いいえ"のときは2回鳴らしてください」
> 「使い方がわかったら1回鳴らしてください」

> 患者 （♪チリン）

> 医師 「それでは手術を始めます。まず痛み止めをしていきますね」

（局所麻酔実施）

> 患者 （♪チリン　♪チリン）

> 看護師 「痛みますか？」　☆「はい」「いいえ」で答えられる質問をする

> 患者 （♪チリン　♪チリン）

> 看護師 「気分が悪いですか？」

> 患者 （♪チリン）

> 看護師 バイタルサインを確認

5 特殊麻酔

① 小児麻酔

1. 小児の解剖的・生理的特徴

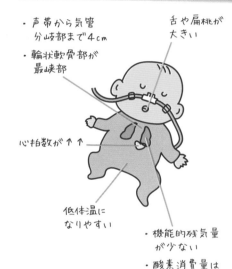

- 声帯から気管
  分岐部まで4cm
- 輪状軟骨部が
  最狭部

舌や扁桃が
大きい

心拍数が↑↑

低体温に
なりやすい

- 機能的残気量
  が少ない
- 酸素消費量は
  大人の2～3倍

小児麻酔の特徴と注意点

- ✓ 早産児・新生児と乳児・小児では全身の臓器発達途上で未熟なため、麻酔管理方法がまったく異なる
- ✓ 乳幼児の全身麻酔では、患児を泣かさずに麻酔を導入するために前投薬を使用する
- ✓ 小児の解剖学的・生理的特徴を理解し、対象の年齢に合わせた麻酔計画を立てる
- ✓ 年齢や出生時体重による個体差が大きいため、体重や身長も考慮し、使用するマスクや、気管チューブの準備が必要
- ✓ サイズのある麻酔物品は、適応サイズ前後の計3種類を準備する

項目	特徴	影響
呼吸器系	気道が狭く舌や扁桃が大きい	気道閉塞を起こしやすい
	咽頭は C_4 と高い（成人は C_6）	喉頭蓋も大きく硬いため、成人同様の喉頭展開が難しい
	輪状軟骨部が最狭部	気管チューブが声帯を越えても成功とはならず、慎重にチューブのサイズを選択する必要がある
	声帯から気管分岐部まで4cm	気管チューブが少しずれても片肺挿管になりやすい
	矢状面に対して左右気管支がほぼ同じ（55度程度）	気管チューブは左右どちらにも誘導されやすい
	機能的残気量（FRC）が非常に少ない。そのうえ酸素消費量は成人の2～3倍	低酸素状態になりやすく、無呼吸に耐えられる時間がはるかに短い
循環器系	心臓の伸展性が悪いため、心拍数を増やして心拍出量を維持しているため頻脈	徐脈になると心拍出量が低下するため注意が必要
代謝系	体温調節機能が不十分なため、環境に影響されやすい	新生児では低体温をきたしやすく1歳以降では皮下脂肪の発育・代謝も高まり術中体温の上昇をきたすものが多い

▼小児のバイタルサイン基準値

	平均心拍数（回／分）	血圧（mmHg）	呼吸数（回／分）
低出生体重児	120（90〜170）	50/25	30〜50
新生児		60〜70/40	
6カ月	110（80〜130）	90〜100/50	20〜30
2歳			
4歳	100（80〜120）	100/60	15〜20
6歳		110/60	
8歳	90（70〜110）		
10歳		115/65	
15歳	80（60〜100）	120/65	

2. 小児麻酔の実際

　意識下での末梢静脈ラインの確保が困難な場合が多いため、緩徐導入を行います（→p.11参照）。末梢静脈ライン確保がある場合は成人と同様の麻酔導入となります。緩徐導入の場合は麻酔導入後末梢静脈ラインの確保を行い、筋弛緩薬や鎮痛薬の投与後に気管挿管を行います。

　術中はカフなしの気管チューブを使用している場合は抜けやすく、安易に片肺挿管になります。体位固定時や術中の手術操作によって位置がずれる可能性がある場合は、注意が必要です。

　抜管直後は、上気道の浮腫や気道内分泌物により、喉頭けいれんや気道閉塞を起こしやすくなります。

小児の気管チューブはカフなしでよい？

　少し前までは、小児の気管チューブは「カフなし」でしたが、今は少し違うようです。
　小児の特徴で輪状軟骨部が最狭部と記載しましたが、近年では、成人と同じく声門ではないかといわれています。カフ付きも気管チューブのカフの部分が性能のいい小児用の製品が発売されています。カフなし、カフ付きそれぞれの長所短所を知って使い分けるとよいでしょう。

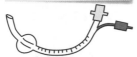

カフ付き気管チューブ

・チューブのサイズは内腔の径で把握すること
・カフなしに比べ同サイズでも、内腔が細くなるため、人工呼吸器の管理は考慮が必要
・カフによりサイズ調節ができる

カフなし気管チューブ

・20〜25cmH2Oの加圧でわずかにリークする程度のサイズのものを選択
・挿管後サイズ調整のために入れ替える可能性があるため、前後1サイズを用意しておく必要がある

小児の一般的な安全確保方法（マスクを嫌がったり、ベッド上で暴れる場合など）

1 頭を両手で左右から支える
　　マスクを嫌がり首を振るので頭を支えることでマスクが密着する

↓

2 肩を手首から肘にかけて押さえる
　　児が手を口元に持ってきてマスクを払いのけるのを防ぐ
　　また児の手のみ押さえると関節が外れたりするので注意する

↓

3 両肘と上半身で児の身体全体を支える
　　ベッドからの転落防止
　　下肢は腸骨部を押さえるようにして
　　四肢のみを押さえない（脱臼の防止）

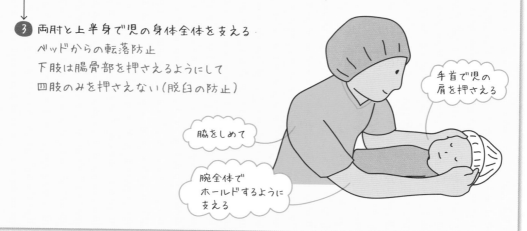

手首で児の肩を押さえる

脇をしめて

腕全体でホールドするように支える

看護師はここをチェック

　麻酔導入時は、児が啼泣してしまうと気道内分泌物が増え、挿管時に気道確保が困難になります。児が啼泣せず入室し麻酔導入するためには、児の発達段階に応じたかかわりとしてプレパレーションも用いた術前訪問や保護者の同伴入室などが重要です。

　入室の時点で児が暴れて啼泣している場合は、すみやかに麻酔導入を行うことが、医療安全上優先されることを保護者に説明し、安全に留意したかかわりを行います。

　小児のため、麻酔覚醒の判断が成人に比べ難しく、麻酔覚醒が中途半端な段階で抜管を行うと、気道内分泌物の影響や上気道の浮腫で喉頭けいれんが起きやすくなります。再挿管になる可能性が常にあることを念頭におき、現在使用している気管チューブと同じものを手元に用意しておくことが大切です。

　緩徐導入の際は、興奮期が必ずあります（心拍数が上昇している間）。この期間は麻酔深度がとても不安定なので、血圧を測定したり、末梢静脈ラインを確保したり、身体を動かしたりなど刺激が加わることはしてはいけません。心拍数が下がり落ち着いたのを確認し、麻酔科医に声をかけてから行いましょう。

　小児の看護対象者は保護者が含まれることを念頭におき、かかわりをもつことを忘れてはいけません。

② 産科麻酔

産科麻酔の特徴と注意点

✓妊娠に伴い母体に生理的な変化が生じる

✓母体とともに胎児に対する影響を考慮する必要がある

✓緊急性の高い帝王切開術になる可能性が高い

✓母体に喘息や心疾患、糖尿病、神経疾患などの合併症があることが多い

✓帝王切開術が適応になる理由がさまざまである

✓術前準備ができていないことが多い(臨時手術の場合)

▼産科麻酔の留意項目

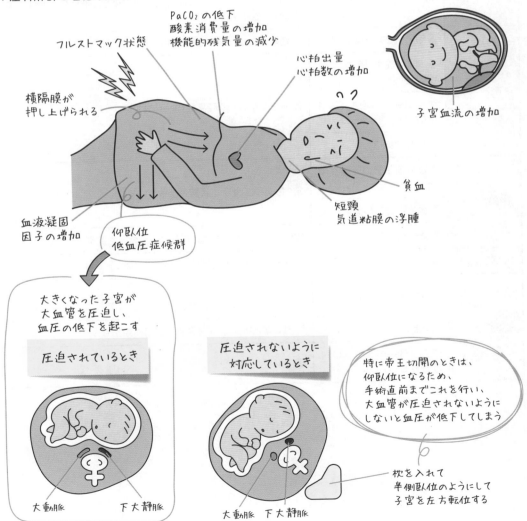

PaCO₂の低下
酸素消費量の増加
機能的残気量の減少

フルストマック状態

横隔膜が
押し上げられる

心拍出量
心拍数の増加

子宮血流の増加

貧血

短頸
気道粘膜の浮腫

血液凝固
因子の増加

仰臥位
低血圧症候群

大きくなった子宮が
大血管を圧迫し、
血圧の低下を起こす

圧迫されているとき

大動脈　　下大静脈

圧迫されないように
対応しているとき

大動脈　下大静脈

特に帝王切開のときは、
仰臥位になるため、
手術直前までこれを行い、
大血管が圧迫されないように
しないと血圧が低下してしまう

枕を入れて
半側臥位のようにして
子宮を左方転位する

硬膜外麻酔や脊髄くも膜下麻酔を選択した場合→麻酔高が高くなることが多いため、薬液の量の調整が必要です。

全身麻酔を選択した場合→フルストマックと考えて対応します。また気道浮腫を想定して、細めの気管チューブ（6.0、6.5 mm）を準備します。

1. 妊婦の生理的特徴

項目	生理的変化	妊婦・産科麻酔への影響
心血管系	循環血液量の増加、心拍出量の増加・心拍数増加	子宮血流の増加に伴う増加
	貧血	血液希釈による貧血
	仰臥位低血圧症候群	肥大した子宮により下大静脈が圧迫され、心臓への静脈還流が障害されることにより心拍出量が減少し、低血圧、動悸、悪心などを生じる
呼吸器系	短頸・気道粘膜の浮腫	非妊娠時に比べ挿管困難な頻度が高い
	機能的残気量の減少（20％減少）	無呼吸となると低酸素症に陥りやすい
	酸素消費量の増加（20％増加）	
	$PaCO_2$ の低下	
消化器系	食道や消化管の運動性の低下	常にフルストマック状態となっている
	胃食道吻合部の機能不全	
	胃酸分泌量の増加	胃酸を多く含んだ吐物の誤嚥による誤嚥性肺炎を起こしやすい
血液凝固系	血液凝固因子の増加	血栓が生じやすい（DVT 発生のリスク大）
中枢神経系	プロゲステロンの増加	子宮内膜形成に関与 胸や骨盤への血流増加作用
	エンドルフィンの増加	脳内麻薬と呼ばれる物質で、鎮痛作用をもつ
	吸入麻酔薬の最少肺胞濃度（MAC）の減少	吸入麻酔が効きやすい

看護師はここをチェック

　女性は妊娠することで、身体に多くの生理的変化が起こります。「妊婦＝胎児」とだけとらえられがちですが、妊婦自身の生理的変化をしっかりおさえて、看護を提供する必要があります。

　特に挿管時は、気道浮腫のため通常の気管チューブより小さいサイズの選択（6.0 mm）や、挿管困難に陥る場合があるため、あらかじめモニター付き喉頭鏡を用いるなどの配慮が必要になります。

　また全身麻酔時は常にフルストマック状態のため、迅速導入を行います。区域麻酔の際も妊娠子宮が肥大しているため、穿刺時の体位がとりづらく、適切な声かけをしながら患者さんの協力を得ることが必要になります。

2. 麻酔薬の胎盤通過性と胎児への影響

　母体に投与された鎮痛薬、鎮静薬、麻酔薬は胎児に移行する可能性があるため、その胎盤通過性が問題になります。一般的に分子量の小さいもの、タンパク結合率の低いもの、脂溶性の高いもの、イオン化率の低いものほど移行しやすいです。

分類	麻酔薬	胎盤通過性	胎児への影響度
吸入麻酔薬	亜酸化窒素	易	中
	セボフルラン	易	中
局所麻酔薬	リドカインなど	易	小〜中 （大量使用時に影響あり）
静脈麻酔薬	バルビタール誘導体	難	小
	プロポフォール	易	大
筋弛緩薬	スキサメトニウム	難	小
	ロクロニウム	難	小
オピオイド	モルヒネなど	易	中
鎮静薬	ジアゼパム	易	大

 看護師はここをチェック

　産科麻酔時に準備されている薬剤の胎盤通過性を理解し、胎児への影響を最小限にするように、使用量や投与のタイミングなどを麻酔科医とともに確認しましょう。

> どの麻酔薬がよく使用されるなど、使い分けのポイントはあるのでしょうか？

　場合によります。緊急性が高い場合には、胎児に影響があっても使用し、1分以内に胎児を取り出すなどの対応が必要になる場合もあります。また、麻酔科医の考えで選択・使用することもあります。

3. 麻酔方法の選択

産科麻酔では①全身麻酔薬の胎児への影響、②Mendelson症候群、③挿管困難による危険性の回避の目的で、区域麻酔（脊髄くも膜下麻酔や硬膜外麻酔）が推奨されています。

ただし血液凝固障害が認められる場合、重篤な循環血液量の減少がある場合には、区域麻酔はきわめて危険であり、全身麻酔が選択されます。

▼全身麻酔の適応

✓ 胎児機能不全や母体の緊急出血により生命が危険な状態に陥った場合
✓ 凝固障害の存在などにより区域麻酔が禁忌となる場合
✓ 区域麻酔を拒否された場合

Mendelson 症候群

　産婦人科医カーティス・メンデルソン（Curtis Mendelson）が、全身麻酔による無痛分娩の後では重篤な誤嚥性肺炎が高率に生じることを報告した疾患です。吐物に含まれる胃酸（pH2.5 以下）が重篤な肺障害を起こします。全身麻酔下における手術後に起こることが多く、発症してしまうと致死率50％とされています。

4. 特別な配慮が必要な場合

❶妊娠高血圧症候群（PIH：pregnancy-induced hypertension）

全身性の血管収縮により、血管外への水分とナトリウムの留置をきたした病態であり、循環血液量が減少しています。症状として**高血圧**、**タンパク尿**、**全身浮腫**を生じます。高血圧、凝固系異常の治療と、十分な輸液管理を行い迅速な娩出を行います。

❷前置胎盤

子宮口の上またその近辺に胎盤が付着している病態です。大量出血の可能性がきわめて高く、全身麻酔が計画されやすくなります。定期手術だと事前に自己血を貯蓄する場合が多いです。止血ができない場合は子宮全摘出術に移行する場合もあり、術中に区域麻酔から全身麻酔に移行する場合もあります。

❸常位胎盤早期剥離

胎盤が胎児娩出前に剥離する病態で、**大量出血**を生じます。妊娠高血圧症候群が原因になることがあります。

広範囲な胎盤剥離では、胎児機能不全や母体に**DIC**（播種性血管内凝固症候群）が生じ

ることがあり、出血がコントロールできない場合は、子宮全摘出術も考慮されます。胎児と母体への影響が大きく、猶予がないため緊急の全身麻酔を行うことが多いです。

❹羊水塞栓症 起こるのはまれだが、重篤になりやすい

羊水が静脈に流入することにより生じる病態です。母体の状態はきわめて重篤となり、急激に呼吸困難、ショック、DICが生じます。

基本的対応は、「産科危機的出血への対応指針（https://www.jaog.or.jp/all/letter_161222.pdf）」に基づいて行います。治療としては、抗ショック療法、抗DIC療法とともに、大量出血への対応が必要となります。

❺HELLP症候群

妊婦全体の0.5〜0.9％に発症し、Hemolysis（溶血）、Elevated Liver enzyme（肝酵素の上昇）、Low Platelet（血小板減少）の3徴がみられます。

嘔気・嘔吐・食欲不振・全身倦怠感・上腹部痛などの症状が30〜90％の頻度でみられます。この場合、可及的すみやかに分娩を行います。血管内皮細胞機能不全（障害）を認め、血管透過性亢進があり循環血漿量は減少しているため、麻酔管理には特に注意が必要です。血小板などの検査値を確認して全身麻酔になることが多いです。

診断指標があり、直接ビリルビン値・血小板値・AST・LDHの検査値よりクラス1〜3に分類されています。

 看護師はここをチェック

産科麻酔では区域麻酔が第1選択ですが、部屋準備を行う場合は、いつでも全身麻酔に移行できるような準備が必要です。区域麻酔の手技が成功しなかったり、麻酔の広がりが不十分だった場合や、予定時間を超えて手術が延長する場合は、全身麻酔に移行することがあります。

新生児はいつでも心肺蘇生ができるように準備しておきましょう。室内の温度も新生児に影響するため、暖めておくことも必要です。

参考文献
1）太城力良編：新・麻酔看護マニュアル. メディカ出版, 大阪, 2003.
2）山蔭道明, 枝長充隆編：必携 麻酔科初期研修マニュアル 改訂第3版. 真興交易医書出版部, 東京, 2014.
3）落合亮一編著：麻酔看護早わかりポケットマニュアル. メディカ出版, 大阪, 2010.
4）日本麻酔科学会・周術期管理チーム委員会編：周術期管理チームテキスト 第3版. 日本麻酔科学会, 2016.
5）前川信博監修, 香川哲郎, 鈴木毅編：臨床小児麻酔ハンドブック 改訂第3版. 診断と治療社, 東京, 2013.
6）日本麻酔科学会・周術期管理チームプロジェクト編：周術期管理チームテキスト 第2版. 日本麻酔科学会, 2011.
7）野村実編：周術期管理ナビゲーション. 医学書院, 東京, 2014.
8）髙野義人監修：STEP 麻酔科 第4版. 海馬書房, 横浜, 2012.
9）弓削孟文監修, 古家仁, 稲田英一, 後藤隆久編：標準麻酔科学 第6版. 医学書院, 東京, 2011.

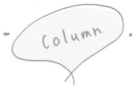

Column

手術室看護師あるある

その1
ボールペンを貸すとき、器械出しの渡し方をしてしまう

　器械出し看護師は、新人のころに医師に器械を渡す際、相手の手につかみやすい場所に"パシッ"と渡すことを教わります。器械の種類によって渡し方が異なり、実践をしながらベストな渡し方は何かを、経験を積むことで習得していきます。そんなとき医師から「ボールペン貸して」と言われると、つい器械出しのときのように"パシッ"と渡してしまいます。

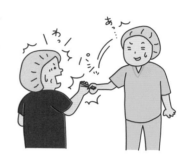

その2
臨時手術のとき、アドレナリンが大量に出る

　手術室ではいつ臨時（緊急）手術が入るかわかりません。特に帝王切開や大動脈解離など一刻を争う手術は、手術室の準備が万全に整う前に患者さんが入室してくることもあります。そんなときは脳内にアドレナリンが大量に出て、一気にスイッチが入る感じがします。通称「臨時アドレナリン」と呼んでいます。質の高い看護が提供できたと感じたときは、最高の達成感です。

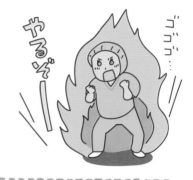

その3
手のお手入れに命をかける

　器械出し看護師は、手術前には手洗いを行い、直接手術野に手術器械を提供します。手術部位感染防止のため、手に傷やささくれがあると器械出しに入ることができません。特に冬は手が乾燥し、手荒れを起こしやすくなるので、ハンドクリームは欠かせません。新人のころ、先輩に「手タレだと思ってお手入れしなさい」と言われたものです。

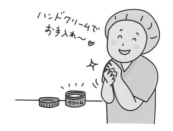

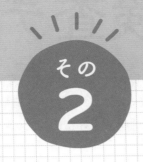

その
2

術前評価

患者さんが安全に手術を受けるための準備として、
術前評価は重要な項目になります。
麻酔科医がどのような視点で
術前の麻酔評価を行っているか、
おさえておきましょう。
事前にリスクがわかれば、あわてずに対応できます。

術前に把握が必要な

1 血液検査データ

　血液検査の結果は、原疾患の影響も少なくありません。異常値が原疾患によるものなのか、既往歴や他疾患が背景にあり異常値になっているのかを麻酔科医が評価します。看護師は、検査結果から術中や術後に発生する可能性のあるトラブルを予測し、対応できるようにしておく必要があります。

1. 一般検査

項目	基準値※	評価内容	看護のポイント
総タンパク	6.5 〜 8.2 g/dL	栄養状態の評価また肝機能評価	低栄養状態の患者さんでは、手術体位による褥瘡や皮膚トラブルの発生の可能性があるので注意が必要
アルブミン	3.8 〜 5.3 g/dL		
ヘモグロビン値	11.5 〜 17.0 g/dL	貧血の評価、酸素運搬能力の評価	低値の場合は術式や術中の出血量によって輸血が必要な場合がある。あらかじめ予測して準備しておくことで、すみやかに対応できるようにする
ヘマトクリット値	35 〜 50 %		
RBC	成人男性：420 〜 554 万μL 成人女性：384 〜 488 万μL		
WBC	3,700 〜 10,000/μL	感染徴候の評価 化学療法の副作用による易感染性	感染徴候がある場合は、追加検査で原因を同定し手術中止も検討されることがある
血小板	15 〜 35 × 10^4/μL	肝硬変、血液疾患、薬物の副作用の有無	低値の場合は、事前に血小板輸血を行い、手術を行うことがある
HbA1c	4.3 〜 5.8 %	糖尿病の評価	血糖コントロール不良は、手術中止が検討される。手術する場合は、組織血流不良から、手術体位による褥瘡発生や皮膚トラブルに留意が必要
グリコアルブミン	12 〜 16 %		
血糖	空腹時 ≦ 125 mg/dL		

※当院の検査基準値。なお、測定方法や施設より違いがあり、採血の体位（臥位と座位）でも異なる。

2. 肝機能評価

項目	基準値[※]	評価内容	看護のポイント
AST	10 〜 40 IU/L		
ALT	0 〜 35 IU/L		
LDH	280 〜 510 IU/L		
ALP	100 〜 340 IU/L		
γ-GTP	< 40 IU/L	薬物、疾病によるものなのか、加齢による機能低下の範囲内なのか評価を行う	術中に使用する薬剤の代謝が悪く、患者さんの体内に残りやすいため、麻酔覚醒遅延しやすい
ChE	700 〜 1800 IU/L		
T-Bil	0.2 〜 1.0 mg/dL		
D-Bil	0.1 〜 0.3 mg/dL		
ICG 試験	15 分停滞率（R15）< 10 %		

3. 腎機能評価

項目	基準値[※]	評価内容	看護のポイント
BUN	9 〜 21 mg/dL		
クレアチニン	0.4 〜 1.0 mg/dL		
クレアチニンクリアランス	70 〜 130 mL/ 分	薬物、疾病によるものなのか、加齢による機能低下の範囲内なのか評価を行う	薬剤の代謝が悪く、患者さんの体内に残りやすいため、麻酔覚醒遅延しやすい。腎機能の低下している患者さんに使用できない薬剤もあるので、麻酔科医との確認が必要
Na	132 〜 148 mEq/L		
K	3.5 〜 4.9 mEq/L		
Mg	1.5 〜 2 mEq/L		

4. 凝固系評価

項目	基準値[※]	評価内容	看護のポイント
出血時間	2〜5分		
APTT	25 〜 40 秒		
PT	11 〜 13 秒	一部の検査データで逸脱するデータがある場合は、追加検査や再検査を行う。凝固異常がある場合は、麻酔方法の検討が必要	凝固異常の場合は、区域麻酔実施時に血腫などができる場合があるので、実施できない場合がある。この場合、他の麻酔方法や術後鎮痛の方法の検討が必要となる
PT-INR	0.9 〜 1.1		
FDP	< 10 μg/mL		
Fib	150 〜 400 mg/dL		
D-dimer	< 2 〜 3 μg/mL		

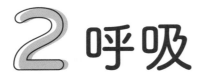
2 呼吸

1. 胸部 X 線検査

　呼吸器症状がなく身体的にも異常がない患者さんであれば、胸部 X 線検査で異常が見つかることは少ないです。麻酔科医が全身麻酔時に挿管操作をする場合に、気管の偏位や狭窄、無気肺、胸水貯留、肺気腫などの確認が必要なため実施されます。

2. 呼吸機能検査

　呼吸機能検査は各種肺気量を測定する検査で、**肺活量（VC）**、**%肺活量（%VC）**、**1 秒量（FEV$_{1.0}$）**、**努力肺活量（FVC）**、**1 秒率（FEV$_{1.0}$%）** を測定・計算します。検査結果から換気障害として閉塞性換気障害、拘束性換気障害、混合性換気障害に分類されます。

▼スパイログラム

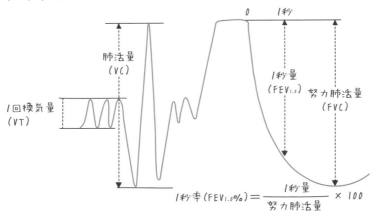

胸部 X 線検査や呼吸機能検査で異常がある場合

　患者さんに問診し、**H-J 分類**で評価します。呼吸機能検査で軽度～中等度の異常が存在しても、Ⅰ度であれば術後の肺合併症が起こる可能性は低いですが、**Ⅲ度以上であればリスクが高くなります。**

▼ Hugh-Jones（H-J）分類

Ⅰ度	同年の健康人と同様に労作、坂や階段の昇降が可能
Ⅱ度	健康人と同様の歩行はできるが、坂や階段の昇降が同様にはできない
Ⅲ度	健康人と同様の歩行はできないが、自分のペースで 1.6 km 以上歩くことが可能
Ⅳ度	休み休みでなければ 50 m 以上歩けない
Ⅴ度	身のまわりのことをするのにも息切れがあり、外出はできない

3. 禁煙指導

禁煙指導は全身麻酔における呼吸器合併症の発生リスクの軽減が期待できます。**術前8週間以上の禁煙が望ましい**とされています。

禁煙期間	メリット
12〜24時間	一酸化炭素濃度とニコチン濃度の減少
48〜72時間	一酸化炭素ヘモグロビン濃度の正常化、線毛機能の改善
1〜2週間	痰産生量の減少
4〜6週間	肺機能検査の改善
6〜8週間	免疫機能と代謝の正常化
8〜12週間	全般的な術後罹患率と死亡率の低下

4. 喘息の既往がある場合

病歴、発作頻度、最終発作、常備薬の有無や治療反応性を問診で確認し、現在の状態を評価します。気道過敏性が亢進している状態では気管支けいれんの発生頻度、重症度が高くなるので、手術日の延期を検討します。

> **Memo** 下気道が攣縮してCO_2が溜まり、低酸素血症となる

▼喘息の重症度分類（成人）

重症度		軽症間欠型	軽症持続型	中等症持続型	重症持続型
喘息症状の特徴	頻度	週1回未満	週1回以上だが毎日ではない	毎日	毎日
	強度	症状は軽度で短い	月1回以上日常生活や睡眠が妨げられる	週1回以上日常生活や睡眠が妨げられるしばしば増悪	日常生活に制限しばしば増悪
	夜間症状	月に2回未満	月に2回以上	週1回以上	しばしば
PEF FEV$_{1.0}$	% PEF % FEV$_{1.0}$	80％以上	80％以上	60％以上80％未満	60％未満
	変動	20％未満	20〜30％	30％を超える	30％を超える

日本アレルギー学会喘息ガイドライン専門部会監修：喘息・予防管理ガイドライン2018. 協和企画, 東京, 2018. より転載

大事！ 看護師はここをチェック

術前の呼吸機能の評価結果から、気道内分泌物が多量な場合は、挿管、抜管時はすみやかに吸引ができるように準備を行います。喘息の既往がある場合は吸入薬を準備して、麻酔回路内から投与できるように、専用のコネクターの準備をしておきましょう。

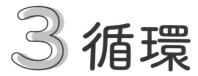
3 循環

1. 日常生活の運動耐性

患者さんに問診をして、**NYHA分類**を用いて大まかな評価をします。

▼NYHA（New York Heart Association）分類

I	心疾患はあるが身体活動を制限する必要はない。日常生活で疲労・動悸・呼吸困難・狭心症症状などをきたさない
II	心疾患があり、軽度の身体活動制限が必要。安静時には無症状であるが、日常生活活動で疲労・動悸・呼吸困難・狭心症症状などが起こる
III	心疾患があり、中等度ないし高度の身体活動制限が必要。わずかな日常生活活動でも疲労・動悸・呼吸困難・狭心症症状などが起こる
IV	心疾患があり、安静にしていても心不全症状や狭心症症状を呈する。わずかな日常生活活動でも症状が増悪する

2. 総合的な術前循環評価

高血圧は、患者さんの高齢化で最も多く遭遇する疾患です。高血圧患者は麻酔薬による循環抑制や術中の出血によって循環動態が不安定になりやすく、注意が必要です。術前に問診、既往歴、身体所見、心電図検査、胸部X線検査などから循環状態の評価を総合的に行います。

患者の心血管合併症の危険因子	
重度心疾患	不安定もしくは重症の狭心症、最近に起きた心筋梗塞、非代償性心不全、重度の不整脈、重度の弁膜症
臨床的危険因子	虚血性心疾患の既往、代償性心不全あるいは心不全の既往、脳血管障害の既往、糖尿病、腎不全
手術の種類による心合併症の発生リスク分類	
高リスク	大動脈もしくは他の大血管手術、末梢血管手術
中等度リスク	腹腔内、胸腔内手術、頸動脈内膜剥離術、頭頸部手術、整形外科手術、前立腺手術
低リスク	内視鏡手術、体表面手術、白内障手術、乳房手術、外来手術

循環器系のリスクが高いと評価された場合

心エコー、負荷心電図検査、24時間ホルター心電図などの追加検査を行い評価します。現在は「非心臓手術のための合併心疾患の評価と管理に関するガイドライン（2014年改訂版）」[1]における術前評価のアルゴリズムが評価指標として広く用いられています。

▼ 50歳以上の患者の非心臓手術における心臓リスク評価とケアのアルゴリズム

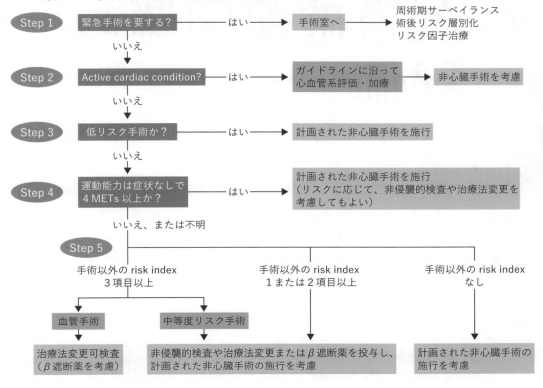

METs：metabolic equivalents

Fleisher LA, Beckman JA, Brown KA, et al. ACC/AHA 2007 guidelines on perioperative cardiovascular evaluation and care for noncardiac surgery: a report of the American College of Cardiology/American Heart Association Task Force on Practice Guidelines (Writing Committee to Revise the 2002 Guidelines on Perioperative Cardiovascular Evaluation for Noncardiac Surgery): developed in collaboration with the American Society of Echocardiography, American Society of Nuclear Cardiology, Heart Rhythm Society, Society of Cardiovascular Anesthesiologists, Society for Cardiovascular Angiography and Interventions, Society for Vascular Medicine and Biology, and Society for Vascular Surgery. *Circulation* 2007; 116: e418–e499. より

看護師はここをチェック

　循環器系疾患の患者さんは、内服薬にてコントロールされていることが多く、術前にどのタイプの内服薬を服用しているかの確認が重要です。内服薬によっては、抗凝固薬など事前の休薬や代用薬の投与が必要な場合があります。

　また高血圧の患者さんは内服薬の種類が多く、手術当日まで内服してよいものと、当日は中止しなければならないものがあります（詳細は p.53 参照）。事前に、適切に内服薬の管理がされているか確認しましょう。

4 気道確保困難の評価

気道確保困難とは？

定義 一般的なトレーニングを積んだ麻酔科医が、マスク換気または気管挿管、あるいはその両方とも困難である状況をいう。

分類 ①マスク換気困難、②声門上器具挿入困難、③喉頭展開困難、④気管挿管困難、⑤外科的気道確保困難

▼術前に評価すべき危険因子

❶ Mallampati（マランパチ）分類のクラスⅢあるいはⅣ
❷ 頸部放射線照射後、頸部腫瘤
❸ 男性
❹ 短い甲状オトガイ間距離
❺ 歯牙の存在
❻ BMI 30 以上
❼ 46 歳以上
❽ アゴひげの存在
❾ 太い首
❿ 睡眠時無呼吸の診断
⓫ 頸椎の不安定性や可動制限
⓬ 下顎の前方移動制限

日本麻酔科学会：気道管理ガイドライン 2014. より抜粋して引用
http://anesth.or.jp/files/pdf/20150427-2guidelin.pdf（2020.4.1 アクセス）

問診
・過去の挿管困難の既往
・感染症、腫瘍、放射線治療の有無
・関節リウマチなどによる頸椎疾患の有無
・病的肥満
・末端肥大症
・いびきや睡眠時無呼吸症候群の有無

身体所見
・小人症、ダウン症などの先天性疾患
・歯：義歯や動揺歯、矯正装具
・開口の程度（3 横指以下）
・大きな舌や扁桃、顔面の変形
・小顎症、短顎、頸部腫瘤の有無
・頸部の可動域、上肢のしびれの有無

▼ Mallampati 分類

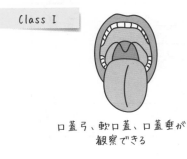

Class I

口蓋弓、軟口蓋、口蓋垂が
観察できる

Class II

口蓋弓と軟口蓋は見えるが、
口蓋垂は舌根部に隠れて一部しか見えない

Class III

軟口蓋だけが
観察できる

Class IV

軟口蓋も
観察できない

- 開口時の咽頭の見える範囲による挿管困難の予測
- 患者さんを座位にし、舌を突出させて、発声はさせない状態で咽頭を観察した所見で分類
- この分類で、Class II以上であると、喉頭展開が困難な症例の頻度が高くなる

▼ Cormack 分類（喉頭展開時の所見を表す分類）

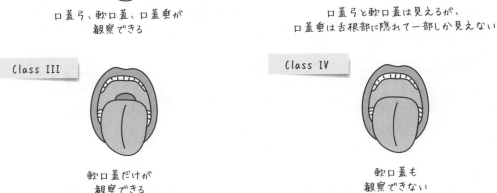

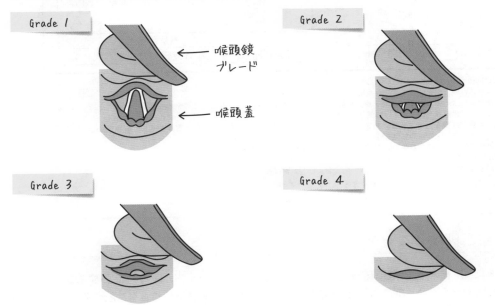

Grade 1

← 喉頭鏡
ブレード

← 喉頭蓋

Grade 2

Grade 3

Grade 4

Cormack RS, Lehane J. Difficult tracheal intubation in obstetrics. *Anaesthesia* 1984；39(11)：1105-1111.

- 喉頭鏡によって舌をよけて声門を直視した状態で、声門の見え方によって分類される
- 声帯が見えないグレードⅢ、Ⅳは挿管困難とされている

▼麻酔導入時の日本麻酔科学会（JSA）気道管理アルゴリズム（JSA-AMA）

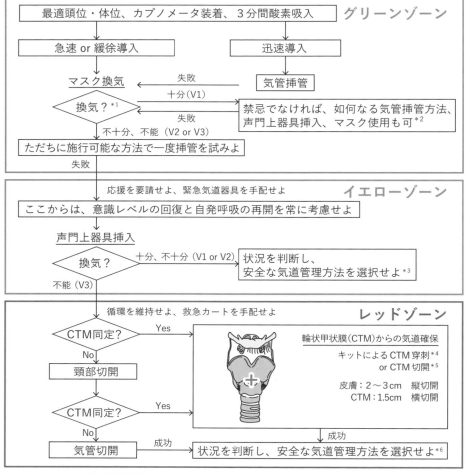

CTM（cricothyroid membrane）：輪状甲状膜

＊１：アルゴリズムの方法を使ってマスク換気を改善するよう試みる。
＊２：同一施行者による操作あるいは同一器具を用いた操作を、特に直視型喉頭鏡またはビデオ喉頭鏡で３回以上繰り返すことは避けるべきである。迅速導入においては誤嚥リスクを考慮する。
＊３：①意識と自発呼吸を回復させる、②ファイバースコープの援助あるいはなしで声門上器具を通しての挿管、③声門上器具のサイズやタイプの変更、④外科的気道確保、⑤その他の適切な方法　などの戦略が考えられる。
＊４：大口径の静脈留置針による穿刺や緊急ジェット換気は避けるべきである。
＊５：より小口径の気管チューブを挿入する。
＊６：①意識と自発呼吸を回復させる、②気管切開、および③気管挿管を試みる　などの戦略が考えられる。

日本麻酔科学会：気道管理ガイドライン 2014. より転載
https://anesth.or.jp/files/pdf/20150427-2zukei.pdf （2020.3.3 アクセス）

看護師はここをチェック

　術前に、麻酔科医は気道確保困難の評価を必ず行っています。挿管時は必ず看護師も一緒に介助を行うため、事前の評価内容を共有して、十分な準備をしておくことが必要です。
　しかし、時として予期しない換気困難、挿管困難に陥ることがあります。換気ができないことほど麻酔科医が慌てることはありません。そんなときこそ冷静に状況を判断し、適切なサポートができるのが手術室看護師です。状況の判断には、「気道管理アルゴリズム」を活用して評価をし、状況を適切に伝えましょう。

5 術前の内服薬の継続・中止

　内服薬には術前に中止するものと継続しなければならないものがあります。各診療科からの指示や、他院からの処方で内服されている場合が多く、中止、継続に関して処方医に尋ねる必要があります。

 看護師はここをチェック

　術前に患者さんが内服している薬剤が適切に中止されていないと、手術が延期になります。近年はジェネリックが増え、すべての薬剤名を把握するのは困難です。中止しなければならない内服薬が何なのか、頭の片隅に入れておくとよいでしょう。術前にサッと確認できるリストを作っておくと便利です。

▼主な内服薬の術前の継続・中止の対応

薬剤の種類	対応
降圧薬	手術日または処置当日でも内服する ★ ARB（アンジオテンシン受容体拮抗薬）、ACE阻害薬は当日朝の内服は中止する（術中高度の低血圧が起こりやすくなるため）
利尿薬	手術日または処置当日でも内服する
甲状腺薬	手術日または処置当日でも内服する
避妊薬	手術日または処置当日でも内服する ★絶対危険度は低いが、静脈血栓症の発生を増加させる可能性があり、添付文書には「術前4週以内と術後2週以内の低用量ピルの使用は禁忌」と記載されている場合がある
目薬	手術日または処置当日でも点眼する
胃酸分泌抑制薬または逆流性食道炎薬	手術日または処置当日でも内服する
麻薬性鎮痛薬	手術日または処置当日でも内服する
抗けいれん薬	手術日または処置当日でも内服する
抗喘息薬	手術日または処置当日でも内服する
ステロイド（経口・吸入）	手術日または処置当日でも内服する ★ステロイドの連続投与の患者さんでは、フィードバック抑制によって、副腎皮質刺激ホルモンや副腎皮質刺激ホルモン放出ホルモンの分泌が抑制されるため、周術期に十分量のステロイド投与が必要で、これをステロイドカバーという
スタチン（脂質異常症治療薬） （HMG-CoA還元酵素阻害薬）	手術日または処置当日でも内服すること

（つづき）

薬剤の種類	対応
アスピリン	通常は継続 ★形成外科や網膜手術など問題がある場合は 7 日前に中断
COX（cyclooxygenase）-2 阻害薬	手術日または処置当日でも内服すること
NSAIDs（非ステロイド性抗炎症薬）	通常は継続 ★形成外科や網膜手術など問題がある場合は 48 時間前に中断
ビタミン剤・鉄剤・プレマリン	手術日または処置当日は中断すること
外用薬	手術日または処置当日は中断すること
経口血糖降下薬	手術日または処置当日は中断すること
インスリン	血糖測定を頻回に行い、スケールで調整する
バイアグラ、その他類似薬 （PDE-5 阻害薬）	手術前 36 時間は中断
ハーブや非ビタミン系サプリメント	手術前 7 日間中断
向精神病薬 三環系抗うつ薬 炭酸リチウム MAOIs（モノアミン酸化酵素阻害薬）	手術日または処置当日の 14 日前に中止
ジギタリス製剤	心臓手術：術前 48 時間前に中止 非心臓手術：術前 24 時間前に中止 ★心不全治療、上室性頻拍予防目的に処方されている場合は継続

▼抗血栓薬

一般名（主な商品名）	対応	
アスピリン／ダイアルミネート（バファリン®） アスピリン（バイアスピリン®） チクロピジン塩酸塩（パナルジン®）	抗血小板作用	術前 7 ～ 10 日前に中止
クロピドグレル硫酸塩（プラビックス®）	抗血小板作用	術前 14 日前に中止
イコサペント酸エチル（エパデールス®）	抗血小板作用	術前 7 日前に中止
ワルファリンカリウム（ワーファリン）	抗凝固作用	術前 4 日前に中止
シロスタゾール（プレタール®）	抗血小板作用（可逆的）	術前 2 日前に中止
ジピリダモール（ペルサンチン®）	抗血小板作用（可逆的）	術前 24 時間前に中止
サルポグレラート塩酸塩（アンプラーグ®）	血小板凝集抑制薬	術前 24 時間前に中止

抗血栓薬の術前の中止が困難な場合は？

　　ヘパリンの持続静注に変更します。ヘパリンは手術室入室4～6時間前に中止します。術中はACT（活性化凝固時間）を適宜測定しながら麻酔管理を行います。手術当日のPTおよびAPTTを検査し、確認します。

6 注意が必要な基礎疾患

麻酔を行う際は、問題となる既往歴がないか確認を行います。一般的に麻酔のリスク評価はASA（American Society of Anesthesiologist）-PS（physical status）分類で行います。

▼ ASA-PS 分類
呼吸・循環・代謝・神経系の合併症、身体所見を参考に、全身状態を I 〜 VI で評価する

I	全身状態が良好
II	日常生活が制限されない程度の軽度の疾患をもつ
III	日常生活が制限されるような重度の疾患をもつ
IV	日常生活が制限されるような重度の疾患をもち、常に生命を脅かされている
V	手術をしなければ死亡するような瀕死の状態
VI	臓器移植のレシピエントとなる脳死の状態

※緊急手術時は E：emergency を評価に加える

1. 内分泌・代謝機能障害

● 糖尿病は慢性的な高血糖が持続することで代謝異常が生じ、多臓器で合併症を引き起こします。

● 主に血管に生じる障害は、脳卒中、虚血性心疾患、眼、腎臓、神経障害です。

● 手術当日は絶食のため経口糖尿病薬は中止し、血糖測定を行い、低血糖を見逃さないようにします。

● 周術期は血糖値100〜200 mg/dL を目標に管理を行います。

2. 腎機能障害

Memo
腎臓の機能：①体液・電解質・循環血液量・血液浸透圧・酸塩基平衡の調整、②薬物の排泄、③ホルモン産生、④骨代謝、⑤エリスロポエチン産生など

● 透析患者か、腎機能を保つための管理なのかによって対応が異なります。透析患者は手術予定日を透析の間の日に設定し、術前に電解質や酸塩基平衡、体重をコントロールします。

● 術中は腎排泄薬剤（モルヒネ・ロクロニウム）、腎機能が悪化する薬剤（NSAIDs、抗菌薬）は投与に注意が必要です。

3. 肝機能障害

- AST（GOT）、ALT（GPT）などが急激に上昇している場合は、手術の延期を検討します。
- 肝機能障害患者は急性肝機能障害と慢性肝機能障害に分類されます。急性肝機能障害の場合は、手術後に肝不全を起こすリスクが高くなるので、延期することがあります。
- 手術中は、肝代謝を受ける薬剤の慎重投与、凝固機能障害に注意が必要です。

看護師はここをチェック

　術前の基礎疾患の評価は、きちんと治療が行われコントロールされているかが重要です。基礎疾患によって、術中に使用できる薬剤の制限や、術後の疼痛管理方法の対応が必要になります。看護師は術前の患者さんの状態を麻酔科医と共有し、必要な物品や薬剤を準備しましょう。

　透析患者のシャント血管は、入室時、体位固定時、術中、術後とシャント音を確認し、血流の有無を随時確認しましょう。

Point

ステロイドの長期投与中の患者対応

　ステロイドを長期投与中の患者さんは、血液中に副腎皮質ホルモンが存在するため、フィードバック抑制によって副腎皮質刺激ホルモン放出ホルモンや副腎皮質刺激ホルモンの分泌が抑制されています。分泌機能が低下した状態で、外科的な侵襲や強いストレスが加わると、生体の恒常性維持のために必要なコルチゾールが不足し低血糖や意識障害、循環虚脱などの合併症を起こすことがあります。

　予防として事前にステロイドを投与する必要があり、これをステロイドカバーといいます。

ステロイドカバー対象患者と投与量

例1	例2
手術直前に1週間以上または、手術前半年以内に1か月以上のステロイド投与	術前、術中、術後にヒドロコルチゾンを100mg静注もしくは点滴静注

　基礎疾患の治療目的で内服している場合、診療科医師がステロイドカバーの必要性を把握していないこともあります。麻酔科医と手術室看護師で内服歴を確認し、ステロイドカバーの必要性の有無を検討しましょう。

7 周術期の口腔機能管理

　周術期口腔機能管理は、2012年より社会保険診療報酬の適用となり、**術後肺炎・人工呼吸器関連肺炎・誤嚥性肺炎予防・口腔感染源の急性発作による手術延期・術後管理リスク軽減・挿管操作時の歯牙脱落損傷予防に効果があります。**

　病院内に口腔外科・歯科がある場合は手術前に受診し、必要な治療、口腔ケアを行います。院内に歯科医が不在の場合は、地域の歯科クリニックと連携して対応を行います。

▼周術期口腔機能管理の実際（イメージ）

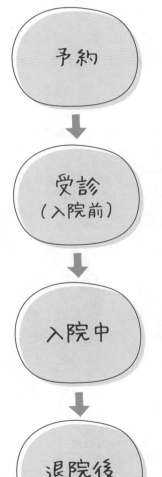

予約
- 口腔外科の受診予約
- 歯科クリニックの受診予約

受診（入院前）
- 手術前の口腔機能管理の意義を説明
- 口腔ケア、歯周処置、舌苔除去
- 義歯などの調整
- 気管挿管時などの歯の破折・脱臼の予防処置
- 咀嚼・嚥下機能の評価
- 人工呼吸関連肺炎予防のための口腔機能管理

入院中
- 歯のプロテクターの装着・最終調整
- 手術前の口腔内の最終確認

退院後
- セルフケアの確認
- 口腔内の現状を再度説明
- 今後の健康維持を目的に歯科受診を勧める（う歯治療、義歯調整など）
- 手術後の注意事項の説明

術後悪心・嘔吐
postoperative nausea and vomiting

8 PONV の予防

PONV とは？

定義 全身麻酔の術後に発生する嘔気や嘔吐（術後悪心・嘔吐）。嘔気のみの場合もあれば、嘔吐のみや、両方の症状を呈する場合もあります。

　PONV は周術期の一般的な副作用といわれています。嘔吐は延髄の嘔吐中枢への刺激によって起こります。例えば、消化管からのセロトニン受容体が延髄を刺激して嘔気・嘔吐が起こります。PONV の作用機序はまだ明らかになっていませんが、さまざまな原因が重なって起こるとされています。

　近年までは生命予後への影響が少ないことから重要視されてきませんでしたが、研究が進み、ガイドラインが出されるようになりました。また早期離床、日帰り手術の増加に伴い、麻酔の質が問われるようになり、最近ではリスク因子を評価し、術前から予防対策を積極的に行うようになってきています。

1. リスク因子

　リスク因子には、患者因子、麻酔因子、手術因子の３つがあります。**患者因子がリスク因子としては最も高い**とされています。

患者因子	●**女性** ●**非喫煙者** ●**PONV の既往歴 / 動揺病歴**
麻酔因子	●２時間以上の揮発性麻酔薬使用 ●亜酸化窒素（笑気） ●手術中と術後の**オピオイド使用**
手術因子	●手術時間（手術時間が 30 分増すごとに PONV のリスクを 60 ％増加させる。たとえば、基本リスクが 10 ％の患者さんでは 30 分後には 16 ％に増加する） ●手術の種類（腹腔鏡、耳鼻咽喉科、脳外科、乳腺、斜視、開腹術、形成外科の各手術）

より高いリスク ↑

▼ PONV の最も重要なリスク因子

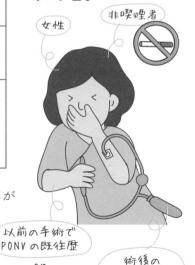

女性　非喫煙者

以前の手術でPONVの既往歴

or

動揺病歴（乗り物酔い）

術後のオピオイドの使用

　リスク因子が１つ存在することによって PONV 発生率が 20％上がります。

リスク因子	数
女性	1
非喫煙者	1
PONV 歴 / 動揺病歴	1
術後オピオイドの使用	1
合計	0〜4

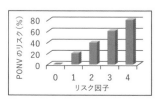

PONVのリスク（%）
80
60
40
20
0
0　1　2　3　4
リスク因子

2. 予防方法

PONV の予防には、以下の項目を術中に考慮することが有効とされています。

1. **区域麻酔の使用**
   ・可能であれば全身麻酔を避け区域麻酔を選択する
   （全身麻酔は区域麻酔の 11 倍のリスク）
2. **手術中の酸素投与**
   ・術後の酸素投与も効果的
3. **水分補給**
   ・術後水分補給は有効
4. **亜酸化窒素（笑気）の不使用**
5. **揮発性麻酔薬（吸入麻酔薬）の不使用**
6. **プロポフォールによる導入と維持**
   ・揮発性麻酔薬を使用しない
   （およそ 15 〜 18 ％程度減少。特に術後早期（6 時間
   以内）の PONV に有効）
7. **手術中と手術後のオピオイド使用を最小限にする**
   ・オピオイド（特にフェンタニル、モルヒネ）を避け可
   能ならば術後はアセトアミノフェン、NSAIDs によ
   る鎮痛や、区域ブロックを併用する
   ・術後の硬膜外麻酔にオピオイドを使用しない
8. **ネオスチグミンの使用を最小限にする**
   ・現在は使用されていない

これらの予防法を
網羅できる麻酔
＝
TIVA
(total intravenous anesthesia)

十分な輸液、術中術後の酸素投
与、積極的な予防薬の投与（ドロ
ペリドール、デキサメタゾン、オ
ンダンセトロン）、プロポフォー
ルとレミフェンタニルによる全静
脈麻酔

▼ PONV 対策で使用する主な薬剤

一般名（主な商品名）	使用方法
ドロペリドール（ドロレプタン®）	●1.25 mg の少量で PONV の予防効果がある。多く投与するほど鎮静効果が表れるので、少量投与に留めたほうがよい ●手術終了時に投与するのが最も効果的 ●PCA（自己調節鎮痛）、硬膜外麻酔の持続投与にも使用できる
メトクロプラミド（プリンペラン®）	●最も高頻度に使われている制吐剤。これに代わる薬が少ない ●PONV の予防効果はない ●日本では治療薬として使用されることが多い

看護師はここをチェック

　術前に患者さんの PONV リスク因子を問診することで、麻酔科医と情報共有を行い、術中
から対策を行うことができます。嘔気や嘔吐は患者さんにとって苦痛を伴う症状なので、予防
できるのであれば実施したいですね。

9 深部静脈血栓塞栓症の予防

　静脈血栓による塞栓症を**静脈血栓塞栓症**といいます。周術期は手術侵襲によって血液凝固系の活性化に加え、血栓を生じやすい複数の条件が存在します。手術室看護師は、事前に評価された危険因子の結果を把握し、適切な予防策を確実に実施しましょう。

1. 発症のメカニズム

　周術期に発生する静脈血栓塞栓症の多くは、深部静脈血栓症（deep vein thrombosis：DVT）と肺血栓塞栓症（pulmonary thromboembolism：PTE）です。深部静脈血栓症でできた血栓が血流にのって肺に移動し、肺の動脈が詰まると肺血栓塞栓症を引き起こします。周術期では、深部静脈血栓を予防することで、肺血栓塞栓を予防できるため、ここでは深部静脈血栓について解説します。

▼ DVT と PTE

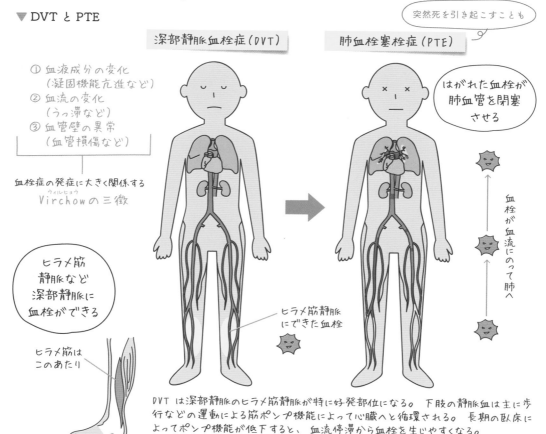

突然死を引き起こすことも

深部静脈血栓症（DVT）　　　肺血栓塞栓症（PTE）

① 血液成分の変化
　（凝固機能亢進など）
② 血流の変化
　（うっ滞など）
③ 血管壁の異常
　（血管損傷など）

血栓症の発症に大きく関係する
Virchow の三徴

ヒラメ筋静脈など深部静脈に血栓ができる

ヒラメ筋はこのあたり

ヒラメ筋静脈にできた血栓

はがれた血栓が肺血管を閉塞させる

血栓が血流にのって肺へ

DVT は深部静脈のヒラメ筋静脈が特に好発部位になる。下肢の静脈血は主に歩行などの運動による筋ポンプ機能によって心臓へと循環される。長期の臥床によってポンプ機能が低下すると、血流停滞から血栓を生じやすくなる。

／ PTE を防ぐには DVT を防ぐことが重要！ ＼

2.危険因子

診療科別、年齢、術式別に危険因子が評価されます。医師が事前に危険因子を評価し、リスクレベルを低リスクから超高リスクまでの4段階に分類します。

▼周手術期静脈血栓塞栓症（肺血栓塞栓症）予防チャート

この予防チャートの使用方法
①患者さんの BMI を算出する。 ②静脈血栓塞栓症の付加的な危険因子をチェックする。 ③原則的には手術等の内容をチェックし、付加的危険因子の①弱い項目が2個以上または②中程度～強い項目が1項目でもあれば、リスクをワンランク上げるなど最終判断し予防法を決定する。 ④予防法の薬物予防法を選択した場合は別途、指示入力する。また、手術に当たっては麻酔科術前問題症例外来を受診する。 ⑤超高リスクにおいて、薬物予防法の適否が不明な場合には原則、手術前に第二内科を受診する。

BMI の算出

年齢 ___ 歳 身長 ___ cm 体重 ___ kg	指示医（サイン）

Body Mass Index（BMI）
体重(kg)/ 身長(m)² ＝
（例えば身長 160cm ＝ 1.6　体重 64kg の場合は 64.0 ÷ 1.6 ÷ 1.6 ＝ 25

A　静脈血栓塞栓症の付加的な危険因子

①弱い	□ 肥満（BMI　25 以上）　□ 妊娠・産後1か月以内　□ 下肢静脈瘤　□　ネフローゼ症候群 □ 経口避妊薬またはホルモン（エストロゲン）補充療法
②中程度～強い	□ 長期臥床　　　　　　　　□ 鬱血性心不全　　　　　□ 呼吸不全　　　　　　　　□ 癌化学療法 □ 中心静脈カテーテル留置　□ 重症感染症　　　　　　　□ 静脈血栓塞栓症の既往歴 □ 血栓性素因　　　　　　　□ 下肢麻痺　　　　　　　　□ 下肢ギプス包帯固定

B　手術等

リスクレベル	手術等の内容	付加的危険因子（A）	指示（予防法）
低リスク	□ 60 歳未満の非大手術 □ 40 歳未満の大手術 □ 開頭術以外の脳神経外科手術 □ 上肢手術 □ 婦人科領域の 30 分以内の小手術 □ 正常分娩	①弱い2項目以上　または ②中程度～強い1項目以上	□ 早期離床および積極的な運動
中リスク	□ 60 歳以上あるいは危険因子がある非大手術 □ 40 歳以上あるいは危険因子がある大手術 □ 泌尿器科領域の癌以外の骨盤手術 □ 脳腫瘍以外の開頭術 □ 脊椎手術 □ 骨盤・下肢手術（高リスクに含む整形領域手術を除く） □ 婦人科領域良性疾患手術（開腹・経腟・腹腔鏡）および悪性疾患 □ 婦人科領域でホルモン療法中の患者に対する手術 □ 帝王切開術（高リスク以外）	①弱い2項目以上、または ②中程度～強い1項目以上	□ 弾性ストッキングあるいは □間欠的空気圧迫法
高リスク	□ 40 歳以上の癌の大手術 □ 前立腺全摘出術　膀胱全摘出術 □ 脳腫瘍の開頭術 □ 股関節全置換術、膝関節全置換術、股関節骨折手術 □ 造腟術、広範性外陰摘出術 □ 高齢者肥満妊婦の帝王切開 □ 静脈血栓塞栓症の既往あるいは血栓性素因のある経腟分娩 □ 重度外傷、運動麻痺を伴う完全または不完全脊髄損傷	①弱い2項目以上　または ②中程度～強い1項目以上	□ 間欠的空気圧迫法あるいは □ 薬物予防法①または③または④
超高リスク	□ 静脈血栓塞栓症の既往あるいは血栓性素因のある大手術・脳腫瘍の開頭術		□ 薬物予防法①と間欠的空気圧迫法の併用あるいは □ 薬物予防法①と弾性ストッキングの併用あるいは □ 薬物予防法②または③または④あるいは □ 薬物予防法（ワーファリン）

※血栓性素因：先天性素因としてアンチトロンビン欠損症、プロテイン C 欠損症、プロテイン S 欠損症など、後天性素因として抗リン脂質抗体症候群など。

注意事項
＊大手術とは①開胸・開頭・開腹手術、②骨盤、下肢、脊椎を対象とした手術、③砕石位（泌尿器科、婦人科）手術、その他の 45 分以上を要する手術を基準とし、麻酔法、出血量、輸血量、手術時間などを参考として総合的に評価する。

© 札幌医科大学

3. 予防策

「肺血栓塞栓及び深部静脈血栓症の診断、治療、予防に関するガイドライン」で推奨された方法に準じて行います。

予防策の例	看護のポイント
弾性ストッキング 	●サイズは患者さんの下肢を測定して決定（測定部位は商品により若干異なる） ●事前に病棟より患者さんが履いてくる場合が多い [**術前に確認する項目**] ・踵部分が合っているか ・ストッキングにしわ・折り返しがないか ・ハイソックスタイプの場合、膝上までくるほど引き伸ばしすぎていないか ・膝下に上端が食い込んでないか ・サイズが適切であるか ・モニターホールの位置が適切で指が出ていないか
間欠的空気圧迫装置 	●サイズは患者さんの下肢を測定して決定（測定部位は商品により若干異なる） [**術前に確認する項目**] ・サイズが適切か ・本体に電源が入って動作しているか（覆布掛けまでに確認） ・接続チューブの折れやねじれがないか ・スリーブが正しく装着されているか（スリーブと皮膚の間は指2本程度の余裕をもたせる）
抗凝固療法	[**術前に確認する項目**] ・抗凝固薬の種類 ・術後の抗凝固療法の開始のタイミング
弾性包帯 	●小児など弾性ストッキングのサイズが合わない場合に用いられる ●弾性包帯はテンションガイドが付いているものを用いて、均等で適切な圧で巻き上げられるようにする 二等辺三角形になるように圧をかけて巻き上げる

引用・参考文献

1）日本循環器学会：非心臓手術における合併心疾患の評価と管理に 関するガイドライン（2014年改訂版）http://www.j-circ.or.jp/cms/wp-content/uploads/2020/02/JCS2014_kyo_h.pdf（2020.4.1閲覧）
2）日本麻酔科学会・周術期管理チーム委員会編：周術期管理チームテキスト 第3版. 日本麻酔科学会，2016.
3）弓削孟文監修，古家仁，稲田英一，後藤隆久編：標準麻酔科学 第6版. 医学書院，東京，2011.
4）髙久史麿，矢崎義雄監修，北原光夫，上野文昭，越前宏俊編：治療薬マニュアル2020. 医学書院，東京，2020.
5）山蔭道明，枝長充隆編：必携 麻酔科初期研修マニュアル 改訂第3版. 真興交易医書出版部，東京，2014.
6）札幌医科大学附属病院医療安全部：医療安全対策マニュアル 周術期における肺血栓塞栓症／深部静脈血栓症（静脈血栓塞栓症予防）予防マニュアル. 2017年12月.
7）POPS研究会編：術後痛サービス（POPS）マニュアル ポケット版 アップグレードのためのプロトコール集. POPS研究会，大阪，2015：64-67.

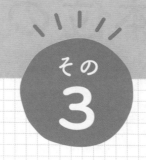

その
3

手術体位

手術体位は、
術中に患者さんに提供する手術看護のなかでも、
最も看護師の力を発揮できる項目です。
手術操作やそれに伴う術中のローテーションを考慮し、
麻酔管理が安全に行え、患者さんにとって良肢位であり、
褥瘡や神経障害を起こさない究極の体位を求めて
体位保持を行いましょう。

1 手術体位の特徴

手術体位は、安全かつ患者さんにとって安楽である必要があります。

▼**安全な手術体位をとるための条件**

1．局所の圧迫がなく、体圧が分散されている
2．血管の圧迫や血行動態の変化など、呼吸・循環への影響が少ない
3．関節、骨、支持組織に無理がない（生理的な可動範囲である）

> Memo　運動器疾患がある場合、関節可動域が制限されることが多いため個別性を考慮する

4．十分な術野が確保され手術進行に影響がない
5．麻酔管理が容易で観察しやすい

> Memo　チューブトラブル、出血、重症不整脈、アナフィラキシーショック、肺梗塞、心停止など緊急時の対応を可能にするため

6．上記の条件を満たしつつ、長時間に及ぶ手術でも崩れることのない体位であること

　基本的に、手術中に一度固定した体位を動かすことはできません。また、手術中は手術野の確保のため非生理的な手術体位をとり、ローテーションや牽引を行います。

　しかし、長時間の同一体位による持続的圧迫が軟部組織の不可逆的な阻血性壊死を起こし、褥瘡発生のリスクにつながります。

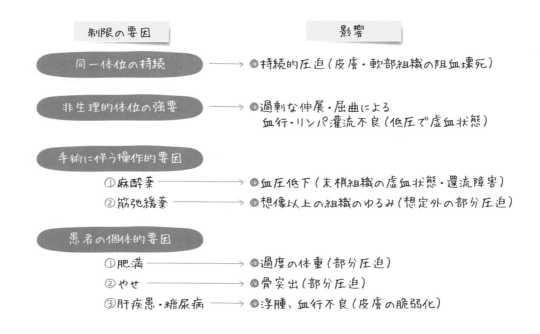

制限の要因　　　　　　　　　　影響

同一体位の持続　→　●持続的圧迫（皮膚・軟部組織の阻血壊死）

非生理的体位の強要　→　●過剰な伸展・屈曲による血行・リンパ灌流不良（低圧で虚血状態）

手術に伴う操作的要因
①麻酔薬　→　●血圧低下（末梢組織の虚血状態・還流障害）
②筋弛緩薬　→　●想像以上の組織のゆるみ（想定外の部分圧迫）

患者の個体的要因
①肥満　→　●過度の体重（部分圧迫）
②やせ　→　●骨突出（部分圧迫）
③肝疾患・糖尿病　→　●浮腫、血行不良（皮膚の脆弱化）

▼ 代表的な関節の動きの名称と可動域

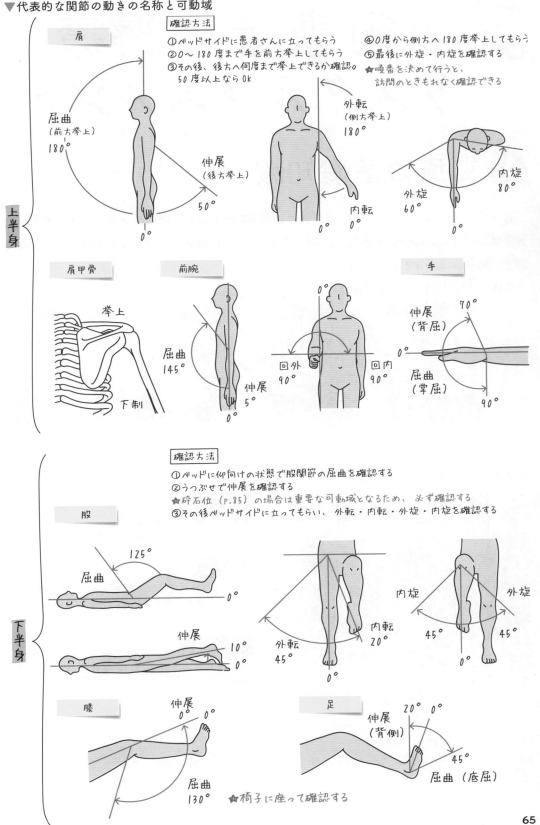

確認方法
①ベッドサイドに患者さんに立ってもらう
②0〜180度まで手を前方挙上してもらう
③その後、後方へ何度まで挙上できるか確認。
　50度以上ならOk
④0度から側方へ180度挙上してもらう
⑤最後に外旋・内旋を確認する
☆順番を決めて行うと、
　訪問のときもれなく確認できる

肩

屈曲
(前方挙上)
180°

伸展
(後方挙上)
50°

0°

外転
(側方挙上)
180°

内転
0°

0°

外旋
60°

内旋
80°

肩甲骨

挙上

下制

前腕

屈曲
145°

伸展
5°

0°

回外
90°

回内
90°

0°

手

伸展
(背屈)
70°

0°

屈曲
(掌屈)
90°

確認方法
①ベッドに仰向けの状態で股関節の屈曲を確認する
②うつぶせで伸展を確認する
☆砕石位 (p.85) の場合は重要な可動域となるため、必ず確認する
③その後ベッドサイドに立ってもらい、外転・内転・外旋・内旋を確認する

股

屈曲
125°

0°

伸展
10°
0°

外転
45°

内転
20°

0°

内旋
45°

外旋
45°

0°

膝

伸展
0° 0°

屈曲
130°

☆椅子に座って確認する

足

伸展
(背側)
20° 0°

45°

屈曲 (底屈)

上半身

下半身

❸ 手術体位

手術体位の特徴

65

2 手術患者の褥瘡 リスクアセスメント

 ## 褥瘡の基礎知識

　日本褥瘡学会は、褥瘡について「**身体に加わった外力は骨と皮膚表層の間の軟部組織の血流を低下、あるいは停止させる。この状況が一定時間持続されると組織は不可逆的な阻血性障害に陥り褥瘡となる**」と説明しています。

▼褥瘡の分類（NPUAP による分類）

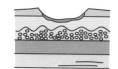

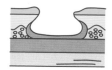

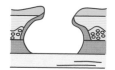

Ⅰ度	Ⅱ度	Ⅲ度	Ⅳ度
表皮に限局 皮膚の発赤	真皮までの変化 表皮剥離、水疱形成	脂肪組織、筋膜に達するもの	筋肉、腱や靭帯、骨に及ぶもの

表皮
真皮
皮下脂肪
筋肉
骨

▼皮膚・組織にかかる応力の種類

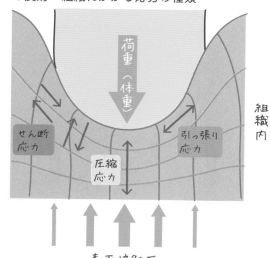

荷重（体重）

せん断応力

引っ張り応力

圧縮応力

組織内

表面接触圧

圧縮応力
荷重による縦方向の圧力。生体で増強されやすいのは、骨・関節のある部分と軟部組織が薄い部分

引っ張り応力
組織が引っ張られること（摩擦）によって、血管系やリンパ管系の変形が起こり、低い圧力でも虚血になりやすくなる

せん断応力
「ずれの力」のこと。①表面、②皮下層、③深層のせん断応力に分類される

高橋誠：生体工学からみた減圧，除圧－褥瘡予防マットレスの体圧分散－．STOMA 1999；9（1）：1．をもとに作成

▼ 応力に対する予防策

項目	予防策
圧縮応力 ⚠ 重要ポイント 点ではなく面で支えることを考慮する（体圧分散効果が最大になる）	① 適切な体位物品の選択（除圧効果の高い物品の検討） ② 術中の除圧（除圧グローブの使用） ③ 体位固定時の置き直し（一度持ち上げて置き直すこと） ④ 体位固定時の体圧測定（体圧を数値化することでチームメンバーと共有できる） ⑤ 低体温、高体温防止（37℃前後に調整する） 除圧グローブの例 　　　体圧測定器の例 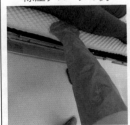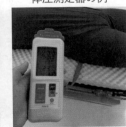
引っ張り応力 **せん断応力** ⚠ 重要ポイント 体位固定時に引っ張り応力とせん断応力をできる限りゼロにする	① 体位固定時の置き直し（引っ張り応力とせん断応力をリセットする） ② 皮膚保護材の使用 ・保護クリーム（皮膚の保湿、保護目的で使用。アレルギーがある患者さんもいるので説明を行ってから使用する） ・被膜剤（剥離刺激が加わる可能性のある場合は塗布する） ・ドレッシング材（ずれ、摩擦が発生する程度によりフィルムドレッシング材、多層構造性ドレッシング材を選択する。貼るときは、被膜剤、剥離剤の使用や、はがすタイミングを考慮する） ③ 適切な体位物品の選択 ・ずれや摩擦が起きないように、固定される体位物品の検討を行う 　身体を沈めて固定させるなら、低反発素材の体位物品の使用を検討する ・身体をホールドし、ずれ、摩擦を防ぐ陰圧式体位固定具の使用を検討する

> 手術体位時はどのようなドレッシング材を使用すればよいの？

　以前はフィルムドレッシング材が主流でした。ずれや摩擦が少ない部位に、皮膚の保護を目的に使用する場合には、これでも十分だと思います。保護クリームや白色ワセリンなどで皮膚の保湿・保護を行い、ずれや摩擦を軽減するのも方法の1つです。

　近年では、多層性のドレッシング材の使用が推奨されるようになってきました。外側は滑りのよい通気性のある外層フィルム、中はフォーム層で除圧効果があり、貼る面は剥離刺激の少ない粘着材で、はがすときもずれ力が軽減されます。

多層性ドレッシング材の例

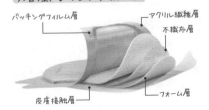

バッキングフィルム層
アクリル繊維層
不織布層
皮膚接触層
フォーム層

メピレックス®ボーダープロテクト
（写真提供：メンリッケヘルスケア株式会社）

　大事なのは、術前の患者さんの状況、術中のローテーションによるずれ、湿潤環境になる可能性をしっかりアセスメントし、適切な物品を選択することです。また何かを貼ることは、必ずはがすリスクが生じます。どのように、どのタイミングではがすかなども検討しましょう。

褥瘡は、低栄養状態の患者さんや糖尿病・肝臓疾患などの合併症をもつ患者さんに生じやすくなります。術前にそのようなリスクがない患者さんでも、手術時には以下のような状況によって褥瘡発生の可能性が高まります。

▼ 手術患者の褥瘡発生要因

	要因	理由	なぜ？
外的要因	長時間の圧迫・応力（シーツのしわやモニター類のコード、固定具による圧迫、ローテーションなど）	同一体位を長時間とることによって、同一部位の皮膚に圧迫が加わる皮膚に牽引が加わると血管が引き伸ばされて細くなり、皮膚の虚血状態を引き起こす	毛細血管圧が 32 mmHg を超えると循環不良となる。また毛細血管圧が 70 mmHg で 2 時間を超えると不可逆的変化を起こす。毛細血管圧は最動脈端で最も高く（30 mmHg）、最静脈端で最も低い（6 mmHg）。ゆえに 30 mmHg 以下の体圧になるよう体圧分散用具などで減圧を行う必要がある
	皮膚の湿潤	出血や滲出液、消毒液などによる皮膚の湿潤	皮膚の透過性が亢進して刺激を受けやすくなる
	末梢組織の虚血	麻酔薬や出血などの影響により血圧低下が生じると、末梢組織の虚血状態を起こす	毛細血管は動脈系と静脈系の中間に位置するので、動静脈双方の影響を受ける
内的要因	血圧低下、低体温など		
	低栄養	浮腫、皮膚の脆弱性の原因になる	浮腫や血行不良などによる皮膚の脆弱性が増すため
	血糖値		
	化学療法	術前の化学療法・放射線治療による皮膚のバリア性の低下	数回の治療による皮膚の菲薄やバリア性が低下し影響を受けやすい
	放射線治療		
	知覚・運動麻痺	運動麻痺による関節拘縮や知覚障害により身体のアライメントの変化は極度のるい痩と同様の病的骨突出となる場合がある	骨突出は体圧が集中するため、褥瘡になりやすい
	加齢	加齢に伴う乾燥・皮膚の脆弱性	皮膚が脆弱なために、皮膚のバリア性が弱く影響を受けやすい

② 術前のリスクアセスメント

術前は、①**手術や麻酔に関する要因**と、②**患者さん個別の要因**を確認し、褥瘡のリスクを評価します。

特にどの体位であっても、手術時間が長くなればなるほどハイリスクになるので注意が必要です。患者さん個別の要因に関しては術前に問診とフィジカルアセスメントが必要な項目があるため、麻酔導入前までに評価を行いましょう。

手術内容	●術式による圧迫・ずれ・摩擦が生じる部位を予測する ●ローテーションをかける手術は、特にずれが生じやすい。同じ術式でもアプローチ方法により体位が違うことがある
手術時間	●6時間以上の全身麻酔手術。長時間になればなるほど褥瘡・神経障害のリスクは高まる
手術体位	●特殊体位（腹臥位・側臥位・砕石位・座位）。それぞれ圧迫される部位が異なる
低体温	●麻酔薬による体温調節機能の抑制や末梢血管の拡張、露出した皮膚や開腹した術野の体表からの熱放散、腹腔内洗浄や輸液温度の影響などによって低体温が生じやすい ●中枢温が低下すると組織温度は下がり、末梢組織の虚血状態を引き起こす
出血量	●大量出血では、循環不良が起こるため褥瘡が発生しやすい
湿潤	●出血や滲出液、消毒薬、発汗などによる皮膚の湿潤によって、浸軟を引き起こして外界からの力に対する抵抗力が低下する
麻酔	●麻酔薬や出血の影響によって生じる血圧低下やカテコラミン使用などでは、末梢組織の虚血状態を引き起こす
合併症	●糖尿病、貧血、肝疾患など

▼患者個別の要因

年齢	●高齢者は脊柱の弯曲や変形、骨突出がある可能性がある ●高齢者の皮膚は脆弱である場合が多い
皮膚の状態	●全身の皮膚の乾燥、湿潤、浮腫、脆弱性は褥瘡発生のリスクを高める ●褥瘡の既往があれば、その部位は再度褥瘡を起こす可能性がある。すでに褥瘡がある場合には悪化しないようにする
検査値	●栄養状態が不良、貧血であれば褥瘡発生のリスクが高い（TP、Alb、RBC、Hb など）
BMI	●やせの場合は骨突出があり、肥満の場合には皮膚どうしの接触により皮膚障害が起こる可能性がある。体型に合わせた手術台や体位固定具が必要になる（BMI 15 以下はリスクが高い）
関節可動域	●関節可動域を越えた体位固定は神経障害を起こす ●全身麻酔中は患者さんの意識がないため、術前に関節可動域を十分把握する
麻痺	●麻痺があると関節が拘縮している可能性が高い

体位管理でおさえておきたいキーワード

褥瘡ハイリスク患者ケア加算

　褥瘡予防・管理が難しく、重点的なケアが必要となる条件を満たす患者さんで、入院中に1回500点算定できます。院内の褥瘡管理者と協働し、病棟と連携して、患者ケア内容の検討を行います。

1. ショック状態	血液分布異常、循環血液量減少性、心原性、閉塞性
2. 高度の末梢循環不全	ASO、バージャー病、DM、膠原病、血管炎など
3. 鎮静・鎮痛剤の持続的な使用	麻薬性・非麻薬性薬剤、NSAIDs、硬膜外麻酔など
4. 6時間以上の全身麻酔による手術	麻酔時間が6時間以上の手術
5. 特殊体位による手術	腹臥位、側臥位、座位
6. 強度の下痢が続く状態	数時間の間隔なく、水様便が数日持続
7. 極度の皮膚の脆弱	菲薄化、真皮の浮腫、免疫異常疾患（GVHD など）
8. 皮膚に密着させる医療関連機器の長期かつ持続的な使用が必要であるもの	皮膚に密着させる（MDRPU のリスクのある）医療関連機器を1週間以上持続して使用することが見込まれるもの
9. 褥瘡危険因子があってすでに褥瘡を有する	不動、骨突出、関節拘縮、低栄養、皮膚湿潤、浮腫など

日本褥瘡学会編：平成 30 年度診療報酬・介護報酬改定　褥瘡関連項目に関する指針．照林社，東京，2018．より抜粋して作成

❸ 手術体位

手術患者の褥瘡リスクアセスメント

術中のリスクアセスメント

　術中、以下のトピックスが発生した場合には患者さんの手術体位、皮膚の状態を必ず確認しましょう。トピックスがなくても1〜2時間ごとには、ずれや皮膚トラブルが発生していないか確認することで、術後の皮膚トラブル・褥瘡発生の予防につながります。トラブルが発生した場合でも、どの時点から起きたものなのか評価ができます。

▼良肢位の保持・皮膚障害防止の確認

①血流の阻害	末梢冷感、チアノーゼ
②執刀医による身体の圧迫	上下肢の圧迫、過伸展、手台からの落下
③手術操作での圧迫	器械や開創器による不用意な圧迫・牽引
④ベッドローテーション	体位・固定のずれ、上下肢の落下、点滴台などでの牽引・圧迫
⑤長時間の不動状態	定期的に頭部・上下肢の圧迫解除を行う（マイクロ操作前やベッドローテーション後のタイミングでも）
⑥消毒薬・血液などの流れ込み	消毒時や大量洗浄・大量出血などがある場合は、背部や腹部（腹臥位）への流れ込みを防止しておく

④ 術後のリスクアセスメント

　手術終了後、患者退室前に以下の内容を患者さんに確認し評価を行います。発赤が可逆性のある「反応性充血」か、発赤が継続する「褥瘡」なのかを評価する必要があります。発赤の評価を行う場合は、**ガラス板圧診法**もしくは**指押し法**で評価します。評価後消退しない発赤には発赤範囲をマーキングし、病棟へ申し送りを行い、継続看護を依頼しましょう。

▼術後の患者状態のアセスメント

①覆布除去時	術中に観察が困難であった部位の肢位不良・発赤・表皮剥離・圧迫痕などの有無
②麻酔覚醒時	従命反応、苦痛・不快症状の有無
③抜去後	局所圧迫による症状・末梢循環障害・神経麻痺・知覚異常症状、手術体位による疼痛の有無

▼発赤の見きわめ方法（指押し法とガラス板圧診法）

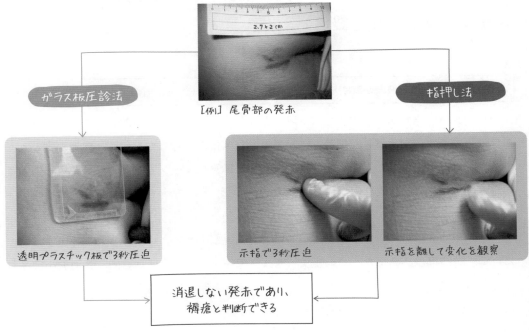

［例］尾骨部の発赤

ガラス板圧診法 　指押し法

透明プラスチック板で3秒圧迫　　示指で3秒圧迫　　示指を離して変化を観察

消退しない発赤であり、褥瘡と判断できる

日本褥瘡学会編：褥瘡か否か．在宅褥瘡予防・治療ガイドブック 第3版．照林社，東京，2015：34．より転載

体位管理でおさえておきたいキーワード

MDRPU（医療関連機器圧迫損傷）
medical device related pressure ulcer

MDRPUとは？

> 医療関連機器による圧迫で生じる皮膚ないし下床の組織損傷であり、厳密には従来の褥瘡すなわち自重関連褥瘡（self load related pressure ulcer）と区別されるが、ともに圧迫損傷であり広い意味では褥瘡の範疇に属する。なお尿道、消化管、気道等の粘膜に発生する創傷は含めない。

日本褥瘡学会編：ベストプラクティス 医療関連機器圧迫損傷の予防と管理．照林社，東京，2018：6．より引用

　手術体位による褥瘡は、体圧分散用具の進歩により減少しています。しかし多くの医療機器を使用するため、MDRPUのリスクが高くなります。評価を行う場合は、褥瘡とMDRPUを区別してアセスメントし、適切な予防策を実践することで統一されたケアの提供につながります。

▼手術室におけるMDRPUに該当する主な医療機器

● 静脈血栓塞栓予防用弾性ストッキング
● 間欠的空気圧迫装置
● 経鼻経管法用チューブ
● 手術用体位固定用具
● 血管留置カテーテル
● 尿道留置カテーテル
● 酸素マスク
● 経鼻酸素カニューレ
● 気管切開カニューレ
● 気管チューブ

スキン‐テア（皮膚裂傷）
skin tear

スキン‐テアとは？

摩擦・ずれによって、皮膚が裂けて生じる真皮深層までの損傷（部分層損傷）

通常の医療・療養環境の中で生じる摩擦やずれによって、主に高齢者に発生する皮膚の急性損傷です。例えば「絆創膏をはがすときに、慎重に行っても一緒に皮膚がはがれて裂けた」などがこれに当たります。手術室では挿管チューブ固定用テープや、末梢固定用ドレッシング材、皮膚保護用に貼ったドレッシング材などをはがす場合に多く発生します。

手術室では高齢者の手術が増えているため、スキン‐テアに対するリスク評価を事前に行い、予防策が必要になっています。リスク因子を評価し、個体要因・外力発生因子のどちらも該当する場合、スキン‐テアハイリスク患者として被膜剤、剥離剤を適切に使用し、体位固定時にも細心の注意をしましょう。

▼個体要因のリスクアセスメント表
1項目でも該当すると個体要因におけるリスクありと判定する

全身状態	皮膚状態
□加齢（75 歳以上） □治療（長期ステロイド薬使用・抗凝固薬使用） □低活動性 □過度な日光曝露歴（屋外作業・レジャー歴） □抗がん剤・分子標的薬治療歴 □放射線治療歴 □透析治療歴 □低栄養状態（脱水含む） □認知機能低下	□乾燥・鱗屑 □紫斑 □浮腫 □水疱 □ティッシュペーパー様（皮膚が白くカサカサして薄い状態）

▼外力発生因子のリスクアセスメント表
1項目でも該当すると外力発生要因におけるリスクありと判定する

患者行動 （患者本人の行動によって摩擦・ずれが生じる場合）	管理状況 （ケアによって摩擦・ずれが生じる場合）
□摩擦・不随意運動 □不穏行動 □物にぶつかる（ベッド柵、車椅子など）	□体位変換・移動介助（車椅子、ストレッチャーなど） □入浴・清拭などの清潔ケアの介助 □行為の介助 □医療用テープの貼付 □器具（抑制具、医療用リストバンドなど）の使用 □リハビリテーションの実施

上記2つの表は、日本創傷・オストミー・失禁管理学会編：ベストプラクティス スキン‐テア（皮膚裂傷）の予防と管理．照林社，東京，2015：16．より一部改変して転載

③ 手術体位における神経障害

　手術時の体位によって生じる末梢神経障害は、神経の血流障害による機能異常と考えられています。

　神経の伸展は神経栄養血管の血流低下を生じ、持続的な圧迫は神経の虚血を増悪します。通常、神経は皮下組織や骨格筋などによって外力から保護されていますが、麻酔中は筋弛緩薬による筋緊張が低下しており、骨・靭帯・手術台などによる圧迫や、関節が過伸展・過屈曲になる機会が多くなります。また、体位変換に伴う四肢の回旋や血管のねじれなども神経の血流障害を助長します。

　特に関節周辺や体表から浅い位置を走行する神経、走行距離の長い神経は、手術時間が長くなるほど障害を受けやすい環境にあるといえます。

① 手術体位によって障害されやすい神経

仰臥位
尺骨神経、橈骨神経、腋窩神経、
正中神経、総腓骨神経
↓
p.76ページ

側臥位
腋窩神経、正中神経、
総腓骨神経、脛骨神経
↓
p.78ページ

腹臥位
正中神経、大腿神経、
坐骨神経
↓
p.81ページ

砕石位
正中神経、総腓骨神経、
脛骨神経、坐骨神経
↓
p.84ページ

▼代表的な神経の走行と支配領域

尺骨神経

肘の上腕骨内側上果を走行している

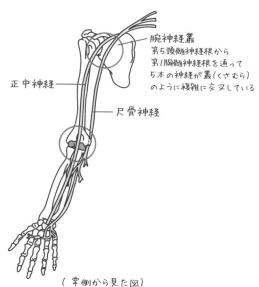

腕神経叢
第5頸髄神経根から
第1胸髄神経根を通って
5本の神経が叢（くさむら）
のように複雑に交叉している

正中神経

尺骨神経

（掌側から見た図）

●側臥位時の上側の手台で圧迫されたり、仰臥位では手を体側にした場合に手術台で圧迫されやすい

橈骨神経

上腕をらせん状に走行

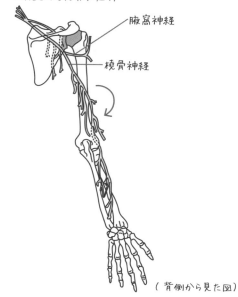

腋窩神経

橈骨神経

（背側から見た図）

●上腕が圧迫されることで神経麻痺を起こしやすい。腕枕をしたときにしびれるのがこの部分
●手術中は離被架や開創器の支柱で圧迫されやすい

大腿神経

大腿の前面を走行している

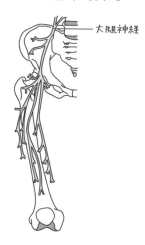

大腿神経

（腹側から見た図）

●大腿の極端な屈曲、内転、外旋によりねじれが生じて神経麻痺が起こりやすい
●砕石位の体位固定具使用時に注意が必要

坐骨神経

大腿の裏面を走行し、
総腓骨神経と腓骨神経に
分岐する

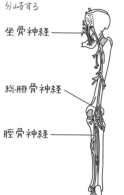

坐骨神経

総腓骨神経

脛骨神経

（背側から見た図）

●過度な股関節の屈曲やねじれで神経麻痺が起こりやすい
●砕石位の体位固定具使用時に注意が必要

総腓骨神経

腓骨小頭の下で深腓骨神経と
浅腓骨神経に
分岐する

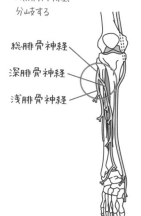

総腓骨神経

深腓骨神経

浅腓骨神経

●腓骨小頭が圧迫されることで神経麻痺を起こしやすい

	原因	症状		神経支配領域
腕神経叢麻痺	上肢の過剰外挙、過伸展、過剰外転、上腕骨頭および鎖骨の圧迫によって生じる	手指感覚異常、運動障害、握力低下、筋力低下、猿手		上腕神経は第1肋骨・鎖骨・大胸筋・小胸筋に付着している
尺骨神経麻痺	肘関節部の圧迫や上肢の過伸展、あるいは100度以上の屈曲など	鷲手 (手指が内反する掻爬手状態)		手首と手の主な筋肉
橈骨神経麻痺	上腕の内側、外側の圧迫によって生じる	下垂手 (drop hand)	下垂指 (drop finger)	腕の後部・前腕・手(親指〜中指)・上肢の伸筋群を支配
腋窩神経麻痺	側臥位やローテーション時などの固定方法や固定板での部分圧迫により生じる	上腕の挙上と肩関節外旋障害・三角筋部の知覚障害		肩の筋肉
正中神経麻痺	肘部の圧迫、固定などにより手根部に圧力が加わることで生じる	拇指が伸展位をとり、他の4指に近づけることができないため物が掴みにくくなる		手関節と手指の屈筋群、拇指対立筋、前腕回内筋
大腿神経麻痺	大腿の極端な屈曲、内転、外旋によって大腿神経束が鼠径靱帯でねじれて生じる	足の伸展や臀部の屈曲ができない		下腹部・大腿前部・下肢の中央部・足
坐骨神経麻痺	股関節の過度な屈曲、外転、外旋により生じる	臀部の伸展や膝の屈曲ができない		体幹下部・大腿・下肢の中央部・足
総腓骨神経麻痺	腓骨神経は腓骨頭下方の体表から0.5〜1cmの浅いところを走行している。腓骨小頭・膝関節部の圧迫により生じる	尖足・正座による痺れも、この神経の一時的な麻痺		下肢と足の外側部

Point

神経障害の評価と発生時の対応

　手術終了時、退室前に、患者さんに神経障害の有無を確認します。しかし麻酔覚醒直後なのではっきり評価ができないことも少なくありません。術後に病棟から神経症状が出ていると連絡があり、術後訪問に行くこともあります。

　手術体位により発生する神経障害は限定されています。しかし部位によっては判断が難しい場合もあります。以前に心臓血管外科の手術で、術後に尺骨神経麻痺が発生したと病棟から連絡があり、患者さんを訪問すると、術前から頸椎症があり痺れており、術前からの悪化はないということがありました。

　病棟でも術前にすべての患者さんの状況を把握するのは難しく、手術体位に精通している手術室看護師が患者さんに情報収集すると術後の評価が適切にできると思います。神経障害が発生した場合は整形外科に相談するなど対応を行いましょう。

1 手術体位別のポイント

① 仰臥位 — 心臓血管外科、口腔外科、耳鼻科 などの身体前面の手術

● 手術時の全体像

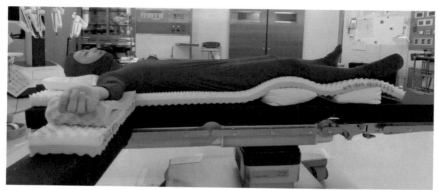

※ p.76 〜 93 の写真はモデルによるもの

● 褥瘡好発部位

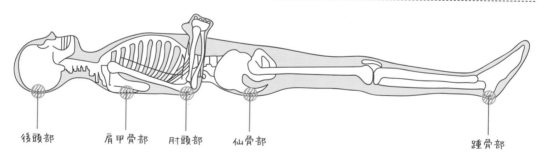

後頭部　　肩甲骨部　　肘頭部　　仙骨部　　　　　　　　踵骨部

● 循環・呼吸への影響

循環	呼吸
・すべての部位において重力の影響を均等に受けるため、影響はほとんどみられない	・腹腔内臓器により横隔膜が押し上げられるため、肺容量は立位に比べ44%減少（全身麻酔下の場合） ・立位に比べ換気量が10%減少 ・肺の背部での無気肺が生じやすくなる

● 特に注意したい神経障害（麻痺）

腕神経叢、尺骨神経、橈骨神経、総腓骨神経

● 手術体位固定時の留意点

【頭部】

☐ 頭部に体圧分散用具を使用する
褥瘡予防　脱毛予防

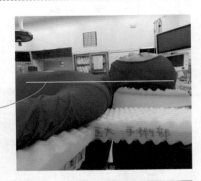

体幹は手術台の
中心と平行

【上肢】

☐ 外転90度以内である
上腕神経麻痺予防

☐ 手術台と手台の高さを合わせ、肘関節屈曲20度程
度にする　過伸展予防

☐ 手掌は外転90度で上向き、45度以下で回内回外
中間位である

☐ 上肢に離被架などの圧迫がない

☐ 肘部に固定帯などによる圧迫がない
尺骨神経麻痺予防

☐ 上肢を体側につける場合は、手掌は体側へ向け固
定板を使用する　上肢の落下防止

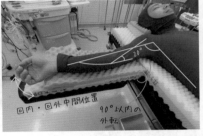

回内・回外中間位置　90°以内の
外転

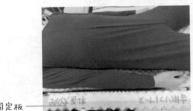

固定板

【体幹】

☐ 体幹は手術台の中心と平行である

☐ 長時間（2時間以上）手術の場合は、体下面に体
圧分散用具を使用する　褥瘡予防

☐ モニター・ライン類による圧迫、シーツのしわが
ない　MDRPU予防

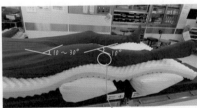

腓骨頭の圧迫がない

【下肢】

☐ 股関節は10〜30度、膝関節は10度屈曲位であ
る　安楽な姿勢

☐ 外旋しておらず、腓骨頭に圧迫がない
総腓骨神経麻痺予防

☐ 足関節が0〜10度背屈位である　尖足予防

☐ 踵部に手術台による圧迫がない　褥瘡予防

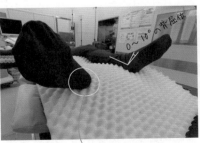

踵部に圧迫がない

② 側臥位

腎臓摘出術、呼吸器外科手術、
股関節の手術など

● 手術時の全体像

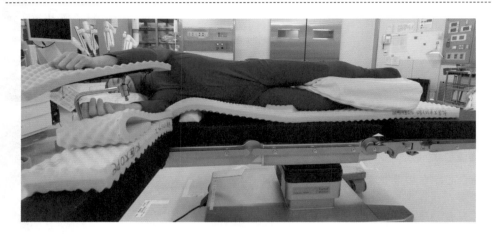

● 褥瘡好発部位

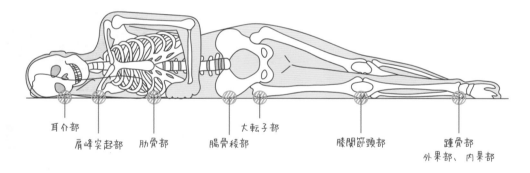

耳介部
肩峰突起部　肋骨部
腸骨稜部
大転子部
膝関節頸部
踵骨部
外果部、内果部

● 循環・呼吸への影響

循環	呼吸
・下側肺は重力により肺動脈の血流が増加 ・上側肺の肺血流量は減少 ・換気血流比の違いと心拍出量の低下で予測しない低酸素血症に陥る場合がある	・下側肺は心臓など上の重力、腋窩枕の圧迫、腹部臓器により横隔膜が頭側へ偏位することで機能的残気量が減少 ・上側肺の換気は容易 ・換気量は10%程度減少する

● 注意したい神経障害（麻痺）

腕神経叢、尺骨神経、腋窩神経、橈骨神経、総腓骨神経

● 手術体位固定時の留意点

【頭部】

☐ 接触面を確保し、耳介の屈曲による圧迫・眼球の圧迫がないか
　　褥瘡予防　迷走刺激反射の予防

☐ 頸椎と胸椎のラインが手術台に平行で、枕の高さが合っている
　　頸椎損傷予防　安楽な姿勢

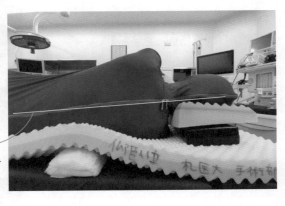

まっすぐ
手術台と平行

【上肢】

☐ 肘関節内側上に固定帯などによる圧迫がない　尺骨神経麻痺の予防

☐ 上側上肢は上肢台に肘関節まで乗せて固定している　上肢の落下防止

☐ 上側上肢は肩より挙上せず、肩関節は外転 90 度以上外転していない
　　脱臼予防　安楽な姿勢

☐ 下側上肢は前方挙上 90 度以内である
　　腕神経損傷予防

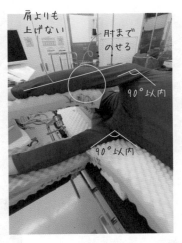

肩よりも
上げない

肘まで
のせる

90°以内

90°以内

【体幹】

☐ 腋窩枕を挿入し、腋窩にこぶし 1 個程度の隙間がある。脊椎を水平に保持している
　　腋窩静脈のうっ血予防
　　腋窩神経叢圧迫の予防

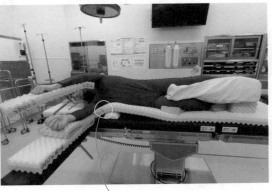

こぶし1個分の隙間

□ 支持器と体幹の間に体圧分散用具を使用して、仙骨・恥骨・背部を支持器で固定する

□ モニター・ライン・ドレーン類による圧迫がない MDRPU 予防

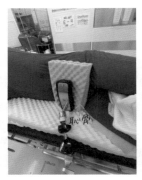
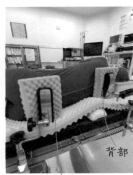

恥骨

背部

仙骨

【下肢】

□ 下側下肢の股関節は 30 度、膝関節は90 度程度の屈曲位である
安楽で体幹が安定する姿勢

□ 下側下肢の内踝・外踝に体圧分散用具を使用している 褥瘡予防

□ 上側下肢と下側下肢に密着による圧迫がない 摩擦・褥瘡予防

□ 下側下肢の腓骨小頭に圧迫がない
腓骨神経麻痺予防

□ 上側の膝関節は 30 度程度の屈曲位である

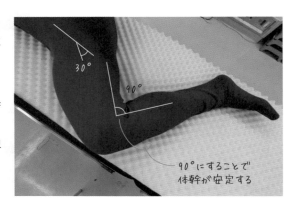

30°

90°

90°にすることで
体幹が安定する

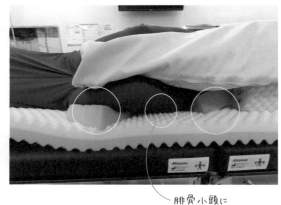

腓骨小頭に
圧迫がない

③ 腹臥位

脊椎手術、身体背面が
術野になる手術

● 手術時の全体像

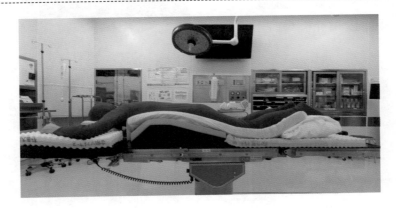

● 褥瘡好発部位

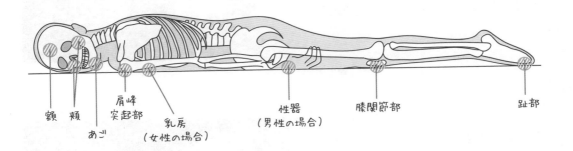

額　頬　肩峰突起部　乳房（女性の場合）　あご　性器（男性の場合）　膝関節部　趾部

● 循環・呼吸への影響

循環	呼吸
・体位固定後の重力の影響は均等となり循環動態への影響は少ないが、腹圧が上がると血圧も上昇する ・下大静脈や大腿静脈の圧迫により、静脈還流障害、深部静脈血栓症を起こしやすくなる	・機能的残気量は立位に比較して約12％減少する。仰臥位・側臥位よりも減少率は少ない ・荷重により胸郭に動きが制限され、腹圧もかかりやすい ・横隔膜の運動制限によるガス換気障害が起こりやすい

● 注意したい神経障害（麻痺）

腕神経叢、顔面神経、迷走神経（眼球圧迫による徐脈、失明）、橈骨神経、尺骨神経、大腿神経、総腓骨神経

● 手術体位固定時の留意点

【頭部】

☐ 頸部は後屈・前屈・回旋・側屈ともに中間位であり、横を向く場合、頸椎の回旋は 90 度以内 脊椎損傷予防

☐ 横を向く場合は、耳介への圧迫がない 褥瘡予防

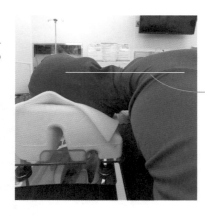

安楽な高さに
なろように
調節

☐ 眼球 迷走神経反射の予防 、鼻、前額部、下顎部、頬部に圧迫がない 褥瘡予防

☐ 挿管チューブ類が十分固定され圧迫もない MDRPU 予防 チューブ類の抜去予防

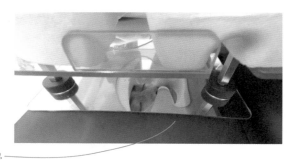

鏡で確認

【上肢】

☐ 肩峰・腋窩に体幹指示具による圧迫がない
腋窩神経麻痺予防
腋窩静脈のうっ血予防

☐ 挙上時は脱臼に注意する

☐ 肩関節が 90 度外転、肘関節が 90 度屈曲、前腕回内 90 度（手背が上）である 安楽な姿勢

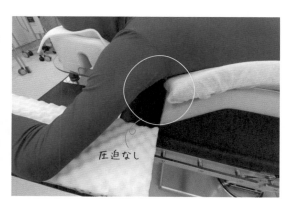

圧迫なし

□肘部の固定帯などによる圧迫がない
　尺骨神経麻痺予防

□関節の高さは、肩関節が一番高くなる
　ようにし、手台は手術台と高さを合わ
　せ手関節が一番低くなるようにする
　安楽な姿勢

□上肢を体幹につける場合、手掌は体側
　向きで固定板、体幹に密着、圧迫しな
　いように固定を行う

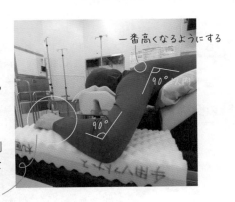

一番高くなるようにする

90°以内

90°

手背は上に

【体幹】

□前胸部・乳頭・陰嚢・陰茎に圧迫がない　褥瘡予防

□モニター・ライン類による圧迫がない　MDRPU 予防

【下肢】

□股関節は軽度屈曲、膝関節は屈曲 45
　度以下である　安楽な姿勢

□膝蓋骨に体圧分散用具を使用する
　褥瘡予防

□腓骨頭に圧迫がない
　総腓骨神経麻痺予防

□ 足趾に圧迫がない　褥瘡予防

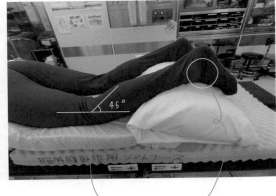

45°

体圧分散用具　　圧迫なし

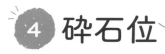

④ 砕石位

婦人科、消化器外科、泌尿器外科、主に会陰が術野になる手術

● 手術時の全体像

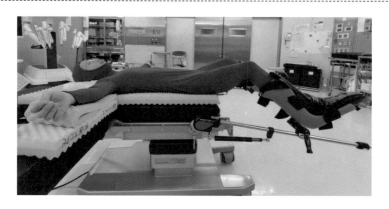

● 褥瘡好発部位

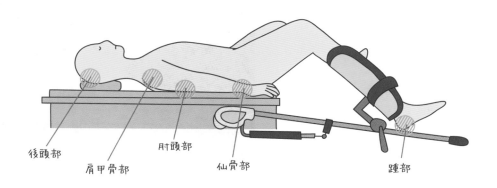

後頭部　　肩甲骨部　　肘頭部　　仙骨部　　踵部

● 循環・呼吸への影響

循環	呼吸
・体位保持時、片足を上げることにより肺血流量が200 〜 400 mL 増加する ・下肢を下ろすとき、500 〜 800 mL の血流が下肢に流れ込み、低血圧を引き起こす ・長時間の砕石位手術により、動脈血流あるいは静脈血流が妨げられコンパートメント症候群を引き起こす可能性がある	・下肢を挙上、屈曲することで腹圧が上昇し、横隔膜運動が抑制され、換気量が減少する ・頭低位が加わると、機能的残気量が減少し、肺血流量の増加が起こる

● 注意したい神経障害（麻痺）

腕神経叢、尺骨神経、橈骨神経、大腿神経、坐骨神経、総腓骨神経

● 手術体位固定時の留意点

【頭部】
□頭部に体圧分散用具を使用する
　褥瘡予防　脱毛予防

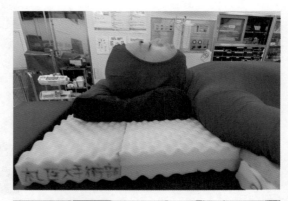

【上肢】
□外転 90 度以内である
　上腕神経麻痺予防

□手術台と手台の高さを合わせ、肘関節
　屈曲 20 度程度にする　過伸展予防

□手掌は外転 90 度で上向き、45 度以下
　で回内回外中間位である
□上肢に離被架などの圧迫がない

□肘部に固定帯などによる圧迫がない
　尺骨神経麻痺予防

□上肢を体側につける場合は、手掌は体
　側へ向け固定板を使用する
　上肢の落下防止

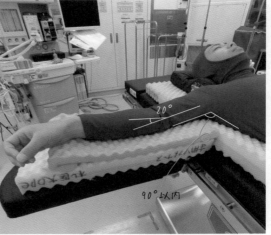

【体幹】
□ 肩・鼠径部・膝・足先が一直線である
　安楽な姿勢

□ モニター・ライン類による圧迫がない
　MDRPU 予防

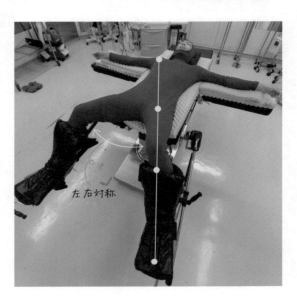

【下肢】

☐ 股関節は左右外転 45 度以内、屈曲は 90 度以内である
大腿・坐骨・総腓骨神経麻痺予防

☐ 膝関節は 70 〜 80 度の屈曲位である
総腓骨神経麻痺予防

☐ 開脚角度が左右対称である
股関節脱臼予防
大腿・坐骨神経麻痺予防

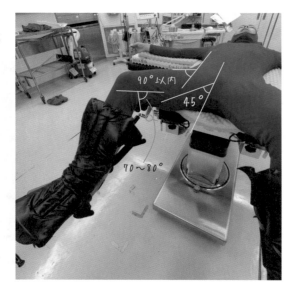

☐ レビテーターから踵部が浮いていない
落下防止 総腓骨神経麻痺予防

☐ レビテーターや下肢がしっかり固定されている 落下防止

☐ レビテーターで腓骨神経が圧迫されていない 総腓骨神経麻痺予防

☐ 腓腹部に圧迫されない角度でブーツが固定されている
コンパートメント症候群予防
腓骨神経麻痺予防

Memo

砕石位をとるときに、足を固定するためのもの。術中も必要に応じて足の角度の変更が可能である。操作後はネジにゆるみがないか確認する

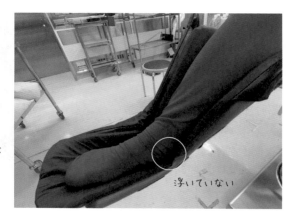

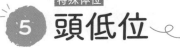

特殊体位

⑤ 頭低位

婦人科や消化器外科、泌尿器科の腹腔鏡手術で多く
行われているロボット手術、レビテーター使用

● 手術時の全体像

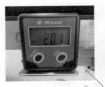

アングルビューワ®
頭低位している角度を
自動で測定するもの

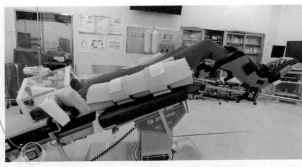

※褥瘡好発部位は砕石位
（p.84）と同じ

頭低位時に起こる身体のずれや、左右のロー
テーションに耐えられる体位固定をどう行うか
がポイントになります。手術時間も長時間の
ため、身体の固定方法だけでなく、体圧分散
用具をどのように使用するのかも重要になりま
す。頭低位の角度や、術中の実際のローテー
ションを体位固定時に行い、ローテーション
によるずれが生じないか術前に確認しましょう。

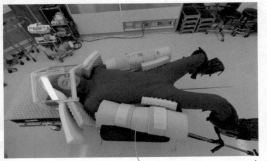

鉗子やスコープから手を
守るために保護する

● 褥瘡・皮膚トラブル・MDRPU予防策

術中に頭低位にするため、顔面に浮腫が生じ、抜管時に挿管チューブの固定テープをはが
す際、表皮剥離を起こしやすくなります。被膜剤、剥離剤を上手に活用して、皮膚トラブル
を予防しましょう。背部の骨突出部位に関しては、事前にアセスメントを行い、ドレッシン
グ材による皮膚の保護を行いましょう。

● 手術体位固定時の留意点

【頭部】
□頭部にずれ防止効果の高い体圧分散用
　具を使用する 褥瘡予防 脱毛予防

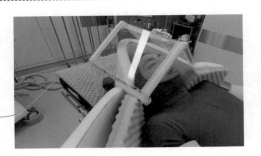

ロボットから頭部・顔面を
保護するフェイスシールド

【上肢】

□ 手術台と手台の高さを合わせ、肘関節屈曲20度程度にする　過伸展予防

□ 上肢に離被架などの圧迫がない

□ 肘部に固定帯などによる圧迫がない　尺骨神経麻痺予防

□ 手掌は外転90度で上向き、45度以下で回内回外中間位である

□ 上肢を体側につける場合は、手掌は体側へ向け固定板を使用する　上肢の落下防止

【体幹】

□ 肩・鼠径部・膝・足先が一直線である　安楽な姿勢

□ 頭低位にローテーションする際、体圧分散用具を使用し体幹を支持する　体幹のずれ防止

□ 両側の腸骨部を支持器で支持する　体幹のずれ防止

□ 両側の肩にこぶし1個分のスペースを空けて支持器を設置しておく　体幹の落下防止

□ モニター・ライン類による圧迫がない　MDRPU予防

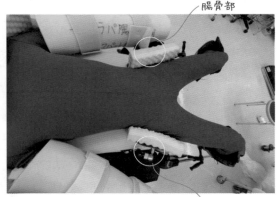

腸骨部

ずれない
体圧分散用具

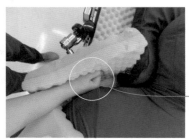

こぶし1個分

【下肢】

□ 股関節は左右外転45度以内、屈曲は90度以内である　大腿・坐骨・総腓骨神経麻痺予防

□ 膝関節は70〜80度の屈曲位である　総腓骨神経麻痺予防

□ 開脚角度が左右対称である　股関節脱臼予防、大腿・坐骨神経麻痺予防

□ レビテーターから踵部が浮いていない　落下防止・総腓骨神経麻痺予防

□ レビテーターや下肢がしっかり固定されている　下肢の落下防止

□ レビテーダーで腓骨神経が圧迫されていない　総腓骨神経麻痺予防

□ 腓腹部に圧迫されない角度でブーツが固定されている　コンパートメント症候群予防　腓骨神経麻痺予防

6 特殊体位

パークベンチ位

側臥位の１種。
脳神経外科で行われる

● 手術時の全体像

　頭部を３点固定具で固定するために、下側の上肢を手術台の下に降ろす形になり調整が難しい体位になります。また手術時間も長くなることが多く、術中も顕微鏡を使用して手術を行うため、術中の置き直しや、除圧が困難な点も褥瘡発生リスクが高くなります。

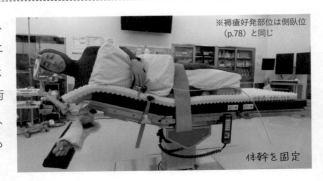

※褥瘡好発部位は側臥位
（p.78）と同じ

体幹を固定

● 褥瘡・皮膚トラブル・MDRPU 予防策

　特に注意が必要な場所は、下側になる腋窩になります。脳外科の場合、体位固定時に上半身を挙上するため、身体がずれやすくなります。低反発性の高いマットレスを使用し、上半身を挙上後、圧抜きや置き直しをして、皮膚のずれを一度リセットしましょう。

● 手術体位固定時の留意点

【頭部】
□頸椎と胸椎のラインが手術台に平行になっている　頸椎損傷予防　安楽な姿勢

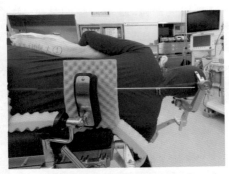

【上肢】
□下側の肘関節内側上に固定帯などによる圧迫がなく上肢台に肘関節まで乗せられ固定されている
　尺骨神経麻痺の予防　落下防止

□下側の上肢は心臓の高さよりも下になるため、静脈確保ライン、マンシェット、動脈ラインの確保には注意する

□上側上肢は肩より挙上せず、肩関節は外転 90 度以上外転していない
　脱臼予防　安楽な姿勢

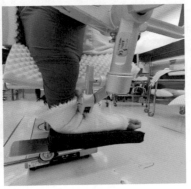

❸ 手術体位 手術体位別のポイント

89

【体幹】

☐ 下側の腋窩は手術台の上側より、こぶし1個分頭側へ出す

> 腋窩静脈のうっ血予防
> 脊椎を水平に保持
> 腋窩神経叢圧迫の予防

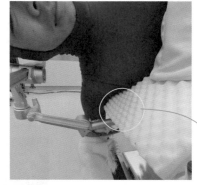

こぶし1個分

☐ 支持器と体幹の間に体圧分散用具を使用して、仙骨・背部を支持器で固定する

☐ 腹側は体幹が固定されるか、腹部に圧がかからないよう固定を行う

☐ モニター・ライン・ドレーン類による圧迫がない　MDRPU予防

☐ 上半身はベッドアップするため体幹がずれないように体圧分散用具で身体を保持する

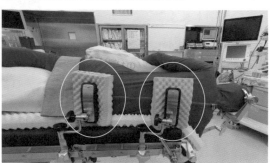

【下肢】

☐ 下側下肢の股関節は30度、膝関節は90度程度の屈曲位である

> 安楽で体幹が安定する体位

☐ 下側下肢の内踝・外踝に体圧分散用具を使用している　褥瘡予防

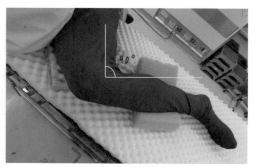

90°

☐ 上側下肢と下側下肢に密着による圧迫がない　摩擦・褥瘡予防

☐ 下側下肢の腓骨小頭に圧迫がない
腓骨神経麻痺予防

☐ 上側の膝関節は30度程度の屈曲位である

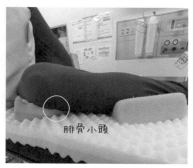

腓骨小頭

特殊体位

⑦ 4点支持器を用いた腹臥位

● 手術時の全体像

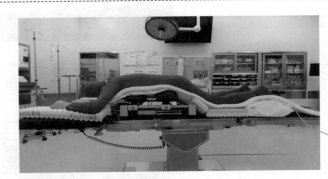

※褥瘡好発部位は腹臥位
（p.81）と同じ

全体を面で支える
ように、体圧分散
用具を1枚に

　通常の腹臥位に比べ、4点支持器で体幹を支えるため、褥瘡が発生しやすくなります。ま
た手術操作でインプラント挿入時は身体に力が加わり、ずれが生じやすくなります。

● 褥瘡・皮膚トラブル・MDRPU予防策

　身体に一番圧がかかり、ずれが生じやすい4点支持器使用部位は、体圧分散用具を使用し、
身体がマットレスに沈み込み、面で支えることでずれを防止します。また皮膚保護材を使用
し、皮膚トラブルを予防しましょう。

● 手術体位固定時の留意点

【頭部】
□頸部は後屈・前屈・回旋・側屈ともに
　中間位であり、横を向く場合、頸椎の
　回旋は90度以内 脊椎損傷予防

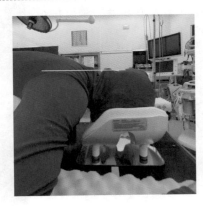

❸ 手術体位 手術体位別のポイント

□横を向く場合は耳介への圧迫がない
　褥瘡予防

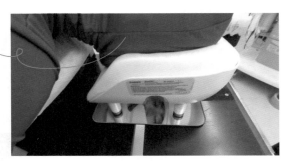

□眼球　迷走神経反射の予防 、鼻、前額部、
　下顎部、頬部に圧迫がない　褥瘡予防

□挿管チューブ類が十分固定され圧迫も
　ない
　MDRPU予防　チューブ類の抜去予防

□3点固定ピンを使用の場合は、ずれが
　なく確実に固定されていることを確認
　する

【上肢】

□肩峰・腋窩には体幹支持具による圧迫
　がない
　腋窩神経麻痺予防
　腋窩静脈のうっ血予防

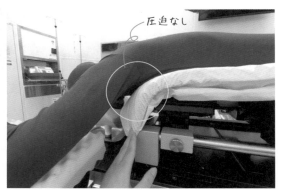

圧迫なし

□挙上時は脱臼に注意する

□肩関節が90度外転、肘関節が90度屈
　曲、前腕回内90度（手背が上）であ
　る　安楽な姿勢

□肘部の固定帯がなどによる圧迫がない
　尺骨神経麻痺予防

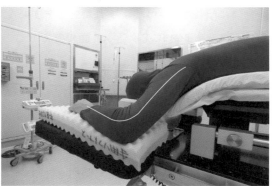

□関節の高さは、肩関節が一番高くなる
　ようにし、手台は手術台と高さを合わ
　せ手関節が一番低くなるようにする
　安楽な姿勢

□上肢を体幹につける場合、手掌は体側
　向きで固定板、体幹に密着、圧迫しな
　いように固定を行う

【体幹】

□前胸部・乳頭・腸骨部には4点固定具
　による圧迫がない　褥瘡予防

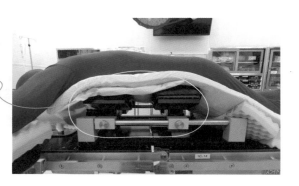

□陰嚢・陰茎に圧迫がない
　褥瘡・血流障害予防

□モニター・ライン類による圧迫がない
　MDRPU予防

【下肢】

☐ 股関節は軽度屈曲、膝関節は屈曲45
　度以下 [安楽な姿勢]

☐ 膝蓋骨に体圧分散用具を使用する
　[褥瘡予防]

☐ 腓骨頭に圧迫がない
　[総腓骨神経麻痺予防]

☐ 足趾に圧迫がない [褥瘡予防]

☐ 足部固定板を使用する場合は、腓骨全
　面と膝蓋骨に体圧分散用具を使用する
　[褥瘡予防]

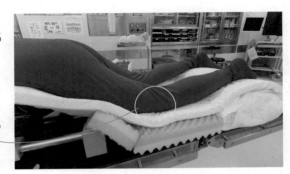

❸
手術体位
手術体位別のポイント

参考文献
1）落合亮一編著：麻酔看護早わかりポケットマニュアル．メディカ出版，大阪，2010．
2）田中マキ子監修，市岡滋，廣瀬秀行，柳井幸恵編：ポジショニング学－体位管理の基礎と実践．中山書店，東京，
　2013．
3）日本褥瘡学会編：ベストプラクティス 医療関連機器圧迫創傷の予防と管理．照林社，東京，2016．
4）日本創傷・オストミー・失禁管理学会編：ベストプラクティス スキン‐テア（皮膚裂傷）の予防と管理．照林社，東京，
　2015．
5）高橋誠：生体工学からみた減圧 除圧－褥瘡予防マットレスの体圧分散－．Stoma 1999；9（1）：1-4．
6）北海道大学病院手術部ナースセンター編著：みる 看る わかる 手術患者の体位アセスメント－術前・術中・術後の観察
　ポイント．メディカ出版，大阪，2005．
7）日本褥瘡学会編：平成30年度（2018年度）診療報酬・介護報酬改定 褥瘡関連項目に関する指針．照林社，東京，2018．

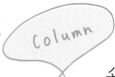
Column

手術室看護師の強い味方

　医学監修の枝長充隆先生とは、私が岡山県から北海道に移住し、札幌医科大学附属病院で勤務するようになったとき、手術室で出会いました。当時、手術室で勤務する看護師で北海道外から就職している看護師が私以外に1名しかおらず、北海道の方言もわからず困惑していた私に、「広島出身でしょ？　言葉使いがそうだね」と声をかけてくれたのが、枝長先生でした。話を聞くと枝長先生も広島出身、その後関東圏で育ったそうで、「同郷だね！！」ということで仲良くなりました。

　枝長先生は麻酔科医として、日々冷静、慎重、安全に麻酔管理を行うことを若年医師に指導しておられます。一見とても冷静沈着に見えるのですが、根底はとても情熱的で、時々その熱い部分が見えるのが魅力的な先生です。私自身は熱さが全面的に出てしまうので、いつも先生を見習いたいと思っています。

　枝長先生には、6年前に私が認定看護師を取得した後、認定看護師のいない北海道内の手術室看護師に向けたセミナーを開催したいという思いに賛同していただき、「オペナースのための看護セミナー in Sapporo」を立ち上げ、その代表をしていただいています。セミナーは年1回の開催ですが、認定看護師・外科医・麻酔科医・臨床工学技士から最新のトピックスを含めた実践的な内容が学べると好評で、毎年200名以上の手術室看護師に参加していただいています。

　これからも、手術室看護師と最もかかわりの深い麻酔科医として、手術室看護師を応援していただけたらと思っています。

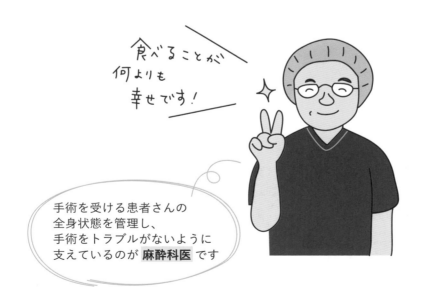

その
4

合併症予防

(疼痛管理)　(体温管理)　(感染管理)

術後合併症予防には、
術前より術中術後を見越した全身管理が必要になります。
疼痛管理や体温管理は患者さんの苦痛に直結するため、
術前より患者さんに予防策を説明し
適切な予防策を実践しましょう。

1 疼痛管理

　手術後の疼痛は、患者さんに直結する身体的な苦痛になります。また、術後の痛みに対する不安は心因性疼痛の一因になります。術前から患者さんに疼痛への対応を説明し、見通しを立てておくことが必要です。術後の疼痛に関して、術中に行った疼痛管理を、病棟看護師に確実に申し送りを行い、継続看護を行いましょう。

① 疼痛とは？

　国際疼痛学会では、**痛みとは「組織の実質的あるいは潜在的な障害に伴う、あるいは、そのような障害を表す言葉で表現される感覚あるいは情動体験」**とされています。
　手術後の痛みは創部の痛みだけでなく、手術侵襲が組織や臓器の損傷と連動して発生しています。術後24時間が最も痛みが強く、それ以降は減弱していきます。術後疼痛は侵害受容性疼痛、炎症性疼痛、神経障害性疼痛からなりますが、術前の不安の強さなどの心因性疼痛も１つの要因になります。

② 術後疼痛が全身に及ぼす影響

　術後疼痛は多くの臓器や免疫系に影響を及ぼします。術後疼痛を早期にコントロールすることは、患者さんの苦痛の緩和だけでなく術後合併症を減少させる重要な役割があります。

例えば···

呼吸器 無気肺、低酸素血症、肺炎など
→疼痛による咳や深呼吸が妨げられるため

循環器 高血圧、頻脈、不整脈など
→疼痛による交感神経が興奮するため

凝固 血小板凝集、凝固亢進、
深部静脈血栓など

消化器 イレウス
→疼痛による離床が遅れるため

内分泌・代謝 高血糖、水分貯留、
ナトリウム貯留など

免疫 免疫機能低下

中枢神経系 不快情動、睡眠障害など

③ 術後疼痛の評価

　評価法として多くのスケールが臨床で用いられています。NRS（numerical rating scale）は痛みを0から10の11段階に分け、痛みがまったくないのを0、これまでに感じた最悪の痛みを10として点数化するものです。FRS（face rating scale）は、患者さんに自分の心情に近い表情を選んでもらい、痛みを評価します。

　どのスケールを用いるかは病院によって異なります。当院では成人にはNRSを、言葉で表現できない小児や意思疎通ができない患者さんにはFRSを使用しています。

▼ NRS　数値評価スケール

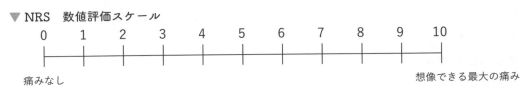

0　1　2　3　4　5　6　7　8　9　10

痛みなし　　　　　　　　　　　　　　　　　　　　想像できる最大の痛み

▼ FRS　フェイススケール

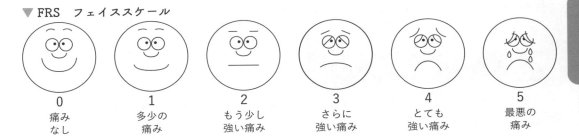

0	1	2	3	4	5
痛み なし	多少の 痛み	もう少し 強い痛み	さらに 強い痛み	とても 強い痛み	最悪の 痛み

④ 術後の疼痛対策

麻酔科医と情報を共有し、患者さん個々の状況に合わせた疼痛管理を行う配慮も必要です。

1. 経口薬

　術後内服が可能となれば、非ステロイド性抗炎症薬（NSAIDs　エヌセイズ）やアセトアミノフェンが使用されることが多いです。NSAIDsはオピオイドに比較して呼吸抑制は少ないですが、血圧低下、腎機能障害が生じることがあるので、頻回の使用は注意が必要です。

2. 筋肉注射

　主にペンタゾシンやブプレノルフィン、モルヒネなどが投与される場合が多いです。

3. 静脈注射

効果の発現が早く術直後から使用が可能なため、手術室でも術後の疼痛管理として広く用いられています。**NSAIDs、アセトアミノフェン**が主に使用されます。オピオイドも鎮痛効果の確実性と強さからよく使用されますが、副作用に**呼吸抑制、悪心、鎮静効果がある**ので、慎重投与が必要になります。

4. 患者自己調節鎮痛（PCA）

PCA（patient-controlled analgesia）は、あらかじめプログラムされた一定量の鎮痛薬が時間単位で持続的に投与されるシステムです。患者さんが強い痛みを感じた場合にボタンを押すことで、追加で単回投与ができます。IV-PCAでは近年、**フェンタニル**を使用することが多いです

▼**主な PCA の方法**

硬膜外腔に投与する →	PCEA (patient-controlled epidural analgesia)
静脈内に投与する →	IV-PCA (intravenous PCA)

5. 末梢神経ブロック

術中の疼痛管理として術前に行うことでオピオイドや鎮痛薬の投与量を軽減でき、臨床で多く実施されています。

▼**末梢神経ブロックのメリット**
・消化管出血や悪心の副作用の頻度も減らすことができる
・超音波ガイド下で実施することで安全に行うことができる
・ブロックできる場所が多い

▼**主なブロック部位**
・腹壁、胸壁へのブロック
（傍脊椎ブロック・腹直筋鞘ブロック・
腹横筋膜面ブロック・肋間神経ブロック）
・腕神経叢ブロック　　・坐骨神経ブロック
・腰神経叢ブロック　　・頭皮神経ブロック
・大腿神経ブロック　　　　　　　　など

局所麻酔薬を注入

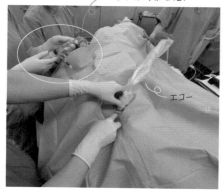

エコー

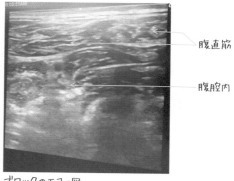

腹直筋

腹腔内

ブロックのエコー図

2 体温管理

　周術期では、手術室の環境や全身麻酔の影響などで、**低体温**になりやすくなります。低体温になると出血量・輸液量の増加、手術創感染率の増加など、さまざまな文献で明らかになっています。事前に低体温の対策を講じる先手必勝が、最大のポイントです。

① 体温とは？

　ヒトの体温は体内で一様ではなく、身体の中心部の温度（**中枢温**）と、身体の末梢部分の温度（**末梢温**）に分けられています。

中枢温
（深部温ともいう）
一定に保たれ（37℃前後）、
狭い範囲で厳密にコントロールされている
例 食道温、直腸温、膀胱温、鼓膜温、肺動脈温

末梢温
（外殻温・皮膚温・体表温ともいう）
環境温度によって変化する
手術室内の患者さんの体表温は34℃前後で、
個人差がある
例 腋窩温

中枢温（深部温）が 36℃未満 = 低体温

▼低体温による合併症リスク

合併症	なぜ？
薬物代謝遅延、麻酔覚醒遅延	低体温により代謝が低下するため
術後の震え（シバリング）	骨格筋の不随意な収縮により熱を産生し体温を上昇させようとする生体に備わった生体反応
悪寒、末梢冷感	交感神経系の緊張が末梢血管収縮反応を生じさせ、末梢循環障害が生じるため
血液凝固能の低下、輸血の使用増加	血小板機能および血液凝固能が低体温によって損なわれるため
免疫機能の低下、創部感染率の増加	交感神経系の緊張が末梢血管収縮反応を生じさせ、末梢循環障害から組織への酸素供給不足が引き起こされるため
ノルアドレナリンの分泌増加（不整脈の誘発・心負荷増大など）	末梢血管収縮により血圧が上昇し血中のノルアドレナリン濃度を数倍上昇させる
酸素消費量の増大（安静時の2～3倍）	シバリングによる筋収縮でのエネルギー消費により酸素消費量が上昇する

② 手術中（麻酔中）の体温変化

原因①：熱移動

　全身麻酔中の物理的熱移動は、放射、対流、蒸散、伝導の４つあります。**手術室の室温は低く、常に空調が働いています。また術式によっては大量の洗浄や灌流液を使用します。**体温管理を行う際は、この４つの熱移動を効率よくどう防ぐかが重要になります。

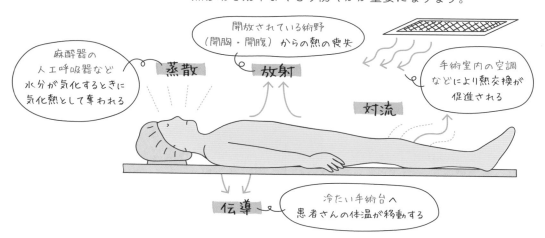

原因②：体温調節閾値

　体温に関する温度情報は、最終的に体温調節中枢である視床下部に伝えられ、視床下部で統合された情報が閾値を超えたときに、適切な体温調節反応が起こります。

　全身麻酔下では体温調節機構が障害され、閾値が広がります。そのため37℃前後で厳密に管理されていた中枢温が調節できなくなります。

▼全身麻酔下の閾値

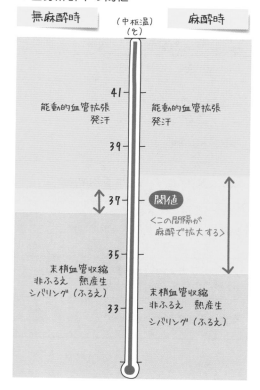

原因③：再分布性低体温

術中は麻酔薬により末梢血管拡張作用が起こり、中枢の熱が末梢に移動するため、低体温が起こりやすくなります。

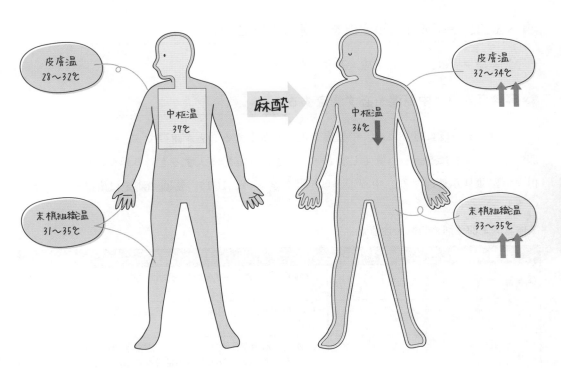

末梢血管収縮状態　　　　　　　　末梢血管拡張状態

皮膚温
28〜32℃

中枢温
37℃

末梢組織温
31〜35℃

麻酔

皮膚温
32〜34℃

中枢温
36℃

末梢組織温
33〜35℃

再分布性低体温は3段階に分かれています。

この時期から積極的に
患者さんを温めることが重要！

第1段階
中枢温は麻酔導入後一気に 0.5 〜 1.5℃低下する。末梢温は逆に上昇し、皮膚は温かくなる

第2段階
中枢から末梢に移動した熱が、体表面から外部への熱放散が起こり、じわじわと体温が下がる

第3段階
体温低下が止まり、横ばいとなる

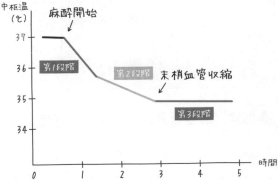

▼術中体温の推移

中枢温
（℃）

麻酔開始

37

第1段階　　第2段階　　末梢血管収縮

36

35

第3段階

34

時間

0　1　2　3　4　5

③ 体温管理のポイント

術中は保温物品や加温装置を使用して体温管理が行われていますが、適切に効率よく使用されているのか適宜評価して使用する必要があります。**術中は最低でも1時間ごとに中枢温、四肢の冷感の有無を実際に触れて確認しましょう。**

● 入室前、手術終了前の室温を実測26℃以上にする

小児や新生児は、さらに配慮が必要になります。

● 麻酔導入前に中枢温を必ず測定する

体温管理を正確に行うには、中枢温を正しく測定することが重要です。術式に応じて測定部位をじょうずに選択し、測定しましょう。また、麻酔導入すると、麻酔薬の作用により末梢血管拡張作用が起こり、中枢温が低下します（→p.101）。**初回の測定は麻酔導入前に**行いましょう。

▼体温測定部位別の特徴・注意点

体温の分類	測定部位	特徴・注意点
末梢温	腋窩温	・皮膚表面温（外殻温）の影響を受け、深部温より低く測定される
中枢温	鼓膜温	・内頸動脈血液温（視床下部）を反映し、深部温として信頼性が高い
	直腸温	・骨盤内臓器温を反映するため、下腹部手術には向かない ・排泄物や下肢からの血流の影響を受ける
	膀胱温	・腹部外科の手術や腹腔内を大量に洗浄するような手術では、測定値は信用できない ・尿量が保たれている場合にはきわめて正確な中枢温が測定できる
	血液温（肺動脈温）	・正確で感度がよい ・肺動脈カテーテルの挿入が必要
	鼻咽頭温	・内頸動脈に近く脳温をよく反映し、信頼性が高い ・挿入の深さによって値にばらつきが生じる ・粘膜損傷の危険があり、挿入には注意が必要

● 術式、患者背景からリスクを評価する

麻酔以外にも、患者さん個々の既往歴や年齢により、体温が低下するリスク因子があります。術前にアセスメントして、リスクを評価しましょう。

▼体温低下のリスク因子

体温低下のリスク因子	なぜ？
低温の輸液	・体内に低温の輸液を急速に投与すると体温が低下する
出血	・体温に温められている血液が急速に失われると体温も低下する
高齢者	・基礎代謝の低下により熱産生量が少ない
小児	・体温調節機能反応が減弱している
代謝機能障害	・身体の総熱量が非常に少ないので環境からの影響に左右されやすい ・代謝異常
やせ	・皮下脂肪が少ない

● 術前より保温・加温を積極的に行う

術中に低体温になるリスクが高い患者さんの場合は、病棟にはたらきかけ、病棟内から**プレウォーミング**を行いましょう。手術室には靴下、羽織ものを着用して入室する、手術ベッドを温めておく（伝導予防）なども効果的です。

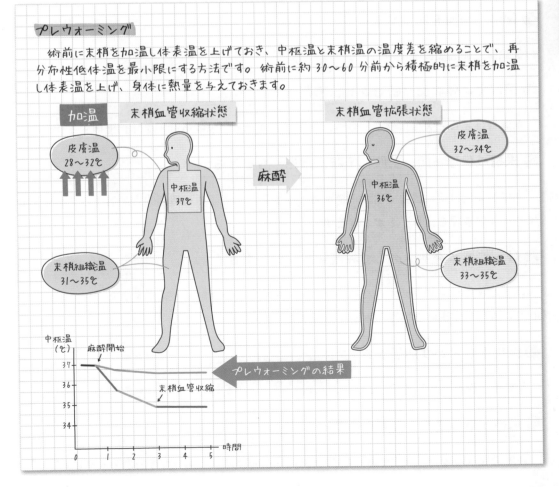

プレウォーミング

　術前に末梢を加温し体表温を上げておき、中枢温と末梢温の温度差を縮めることで、再分布性低体温を最小限にする方法です。術前に約30〜60分前から積極的に末梢を加温し体表温を上げ、身体に熱量を与えておきます。

● 術中の中枢温を36℃以上に保つ

36℃は最低の体温であり、術中は37℃で横ばいになるのが理想的です。高体温は術後の発汗・褥瘡発生の要因（マイクロクライメット）となります。

● 術中の積極的な加温を行う

体温管理の基本は先手必勝です。体温が低下する前に加温を開始しましょう。

● 加温面積を広くする

ブランケットの大きさは、体位によって一番加温する面積が広くなるところを基準に選択しましょう。

● 38～40℃に温めた洗浄液を使用する

対流による熱移動を防止するためです。

● 輸液、輸血を加温する

保温庫・加温装置を使用しましょう。

● 保温材は体表面に密着させ、被覆する

保温材はふわっとではなく、身体に直接密着させる（包み込む）ように使用します。

● 末梢の保温（頭、上肢、下肢、指先）も努める

末梢の加温は特に重要です。末梢血管が拡張している術中に積極的に加温することで、効果的に体温管理を行うことができます。

● 触ってモニタリングして評価もしっかりする

体温だけモニタリングするだけでなく、四肢をしっかり触って確かめましょう。また測定している体温が正確な値であるかも確認します。

● 術後もしっかり加温する

手術終了後から患者退室前まで、加温装置でしっかり加温し、熱喪失を最小限にしましょう。

● 病棟へ申し送りを確実に行う

体温管理は術後の病棟でも必要です。患者さんの状況により病棟での加温を依頼しましょう。

3 感染管理

手術室における感染管理で必要な知識は、**標準予防策＋手術部位感染**（surgical site infection：SSI）です。SSIが発生すると、入院期間の延長や、再手術の可能性、患者さんの苦痛が長引くなど、多くの不幸な事象が生じます。手術室看護師として、ガイドラインに記載されているエビデンスに沿った適切な対応を術前から行うことが重要です。

① 手術部位感染（SSI）とは？

手術操作の加わった深部臓器や体腔を含め、手術中に汚染を受け一次閉鎖した手術部位の感染です[7]。

② SSI の分類

SSIは大きく分けて、切開創SSIと臓器／体腔SSIに分けられます[7]。さらに切開創SSIはそのなかで組織の深さによって2種類に分けられ、皮膚、皮下組織までの深さの表層切開創SSIと軟部組織までの深部切開創SSIに分けられます。

▼**皮膚の構造と SSI の分類**

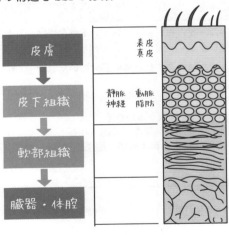

③ SSI の診断基準

手術後は医師や感染対策チームなどによって患者さんを観察し、以下の感染の徴候がないか判断します。

▼ JANIS 手術部位感染（SSI）判断基準

表層切開創（1～3の項目をすべて満たすこと）

1. 感染が術後 30 日以内に発生した

2. 感染が切開創の皮膚、または皮下組織のみに留まる

3. 以下の項目の少なくとも1つが該当すること
   - 検査による確認の有無にかかわらず、切開創から膿性排液がみられる
   - 表層切開創から無菌的に得られた液体、または組織培養から病原体が分離される
   - 疼痛・圧痛・局所の腫脹、発赤、熱感のうち少なくとも1つの感染の兆候・症状があり、かつ表層切開創が外科医によって意識的に開放され、切開創が培養陰性でない
   - 外科医または担当医が表層切開創 SSI と診断

深部切開創（1～3の項目をすべて満たすこと）

1. 埋入物が留置されていない場合には術後 30 日以内に、埋入物が留置されている場合には、1年以内に感染が起こりその感染が手術と関連があると考えられる

2. 感染が切開創の深部軟部組織に及ぶこと

3. 以下の項目の少なくとも1つが該当すること
   - 手術部位の臓器・体腔部分からではなく、深部切開創からの膿性排液がみられる
   - 深部切開創に及ぶ膿腫やその他の感染の証拠が直接的検査、再手術中、組織病理学的、放射線学的検査で発見される
   - 患者さんが発熱（38℃超）・局所の疼痛・圧痛のうち少なくとも1つの兆候や症状をもつ際に深部切開創が自然に離開するかまたは外科医によって意識的に開放され、切開創が培養陰性でない
   - 外科医または担当医が深部切開創 SSI と診断

臓器 / 体腔（1～3の項目をすべて満たすこと）

1. 埋入物が留置されていない場合には術後 30 日以内に、埋入物が留置されている場合には、1年以内に感染が起こりその感染が手術と関連があると考えられる

2. 感染が切開創の以外であり、術中に開けられたか、または操作された体の部分のいずれか（臓器・体腔など）に及ぶ

3. 以下の項目の少なくとも1つが該当すること
   - 刺創を通じて臓器 / 体腔に留置されたドレーンからの膿性排液がみられる
   - 臓器 / 体腔から無菌的に得られた液体、または組織培養から病原体が分離される
   - 臓器 / 体腔に及ぶ膿腫やその他の感染の証拠が直接的検査、再手術中、組織病理学的、放射線学的検査で発見される
   - 外科医または担当医が臓器 / 体腔 SSI と診断

JANIS : Japan Nosocomial Infection Surveillance

厚生労働省院内感染対策サーベイランス事業ホームページ　院内感染対策サーベイランス手術部位感染（SSI）部門　手術部位感染 判定基準
https://janis.mhlw.go.jp/section/standard/standard_ssi_ver1.2_20150707.pdf （2020.3.20 アクセス）より作成

SSI 対策のポイント

手術室における手術部位感染対策は、多くのガイドラインにより発表されています。現在も感染管理については多くの研究がされており、ガイドラインが改訂されるたびに内容が更新されていきます。ここでは「病院感染対策ガイドライン2018年度版[7]」より、手術看護師に特に関係する部分を抜粋してまとめています。

1. 手術前日まで[7]

項目	内容	なぜ？	看護のポイント
血糖コントロール	180 〜 200 mg/dL 以下を目標とする。ただし 110 mg/dL 以下にはしない	血糖値が 180 以上の高血糖になると SSI のリスクが増加する。逆に低血糖になると、それに伴う有害事象（脳梗塞など）が増加する	患者入室時の血糖値を麻酔科医と把握し、周術期の管理に努める
鼻腔粘膜のブドウ球菌や MRSA の保菌スクリーニング	一律実施は推奨しない	検査制度の問題や鼻腔以外の身体各部に保菌している可能性、一過性の保菌の場合がある	一律検査以外で保菌が判明している場合は、感染経路別予防策と標準予防策を実施する
入院までの期間短縮	極力短く	薬剤耐性菌の保菌伝播に関しては、院内が院外に比べてハイリスクである	
術前の禁煙	1か月間は禁煙	喫煙は SSI のリスク因子であり、血管収縮による組織の低酸素血症、ニコチンの創傷治癒遅延などがある	術前の喫煙歴を把握する
シャワー浴・入浴	当日朝、もしくは前日夜シャワー浴・あるいは入浴。身体を洗うのはボディーソープ（普通の洗浄剤）で十分	消毒薬入り洗浄剤が普通の洗浄剤よりも SSI 減少効果が高いとはいえない	前日に入浴・シャワーができない場合は、医師と相談し皮膚消毒前の洗浄などを考慮する

p.107 〜 110 の表は、国公立大学附属病院感染対策協議会編：病院感染対策ガイドライン 2018 年度版．じほう，東京，2018：156-165. より一部抜粋して作成

項目	内容	なぜ？	看護のポイント
手術部位の除毛	邪魔にならない限り行わない。行う場合は手術用バリカンで行う。除毛の時期は手術前日と当日のいずれでもかまわない	皮膚に生じた微細な切創が細菌の増殖と密接に関連しているため、カミソリによる剃毛は感染の危険性を高める	必要最小限の除毛か確認を行う
腸管の機械的準備・非吸収性抗菌薬	大腸直腸手術では浣腸や下剤による腸管の機械的準備と非吸収性抗菌薬の内服を併用する	一方だけを用いた場合だとSSI低減効果は不明であるが、両者を共に用いた場合のSSI予防効果は明らかである	腸管の機械的準備の状況を把握する

2. 手術直前 [7)]

項目	内容	なぜ？	看護のポイント
執刀前予防的抗菌薬投与	初回は手術対象臓器に関わりの深い病原菌に感受性をもつ抗菌薬を選択し投与する 創分類Ⅳの手術では、治療的抗菌薬を選択する	術前2時間以内に初回抗菌薬を投与されなかった場合のSSI発症リスクは2〜6倍に増加する	術前に確実に抗菌薬の投与を行う
術中追加投与	術中の追加投与のタイミングは半減期の2倍の時間経過を目安としてもよい	術中大量出血や長時間手術の場合、また病的肥満者の場合は、投与量や投与間隔を調整する	術中の適宜追加投与を確実に行う
帝王切開術	皮膚切開前に投与	他の手術同様に執刀前に投与することで母体のSSIを低減させ、新生児にも影響がないことが明らかになった	術前に確実に抗菌薬の投与を行う
皮膚消毒	アルコールをベースにした消毒薬が望ましい	ヨード製剤とクロルヘキシジングルコン酸塩の優劣は明確ではない。どちらもアルコール含有の製剤の使用が望ましい。ハイポアルコールなどのヨード還元剤は残留成分による消毒の持続効果を期待することができないため塗布しない	アルコール製剤は電気メスによる引火の恐れがあるので十分乾燥しているか確認する。ハイポアルコールを使用する場合は消毒の持続効果が期待できないことを理解し医師に確認して使用する

3. その他術中に関すること[7]

項目	内容	なぜ？	看護のポイント
手術時手指消毒	爪を短く切る、装身具禁止、ブラシやスポンジは使用不要 抗菌性手指スクラブ剤のもみ洗い、もしくはアルコール製剤によるラビング法	ブラシとスポンジは手指の皮膚に悪影響を与えるので使用すべきでない 抗菌性手指スクラブ剤を用いた手指消毒とアルコール性手指消毒薬を用いたラビング法では、両者の手指付着菌数及び SSI 感染率において有意差はない	スクラブ法、ラビング法の正しい手技を確実に実施すること
手洗いに用いる水	水道水、滅菌水いずれも可	水道水、滅菌水どちらを使用しても両者に差はない	スタッフは自らの疾患や曝露、感染徴候についてすみやかに報告する
スタッフ対応	感染症に罹患しているスタッフは管理者に報告 皮膚病変があり、排膿のあるスタッフは業務から外す	皮膚表面に化膿巣を有する場合は SSI 発症に直接関与する可能性があるので、業務から外す	
縫合糸	トリクロサン含有の吸収性縫合糸の使用を考慮する	SSI 低減効果を肯定している論文は多く存在するが、エビデンスレベルが低い	縫合糸の特性や効果を理解し適切な場面で使用する
手術用手袋	2重装着が望ましく、内外で色の違った手袋の使用を考慮する	滅菌手袋は 1.5％程度使用前からピンホールが存在することと、術中の手袋の破損と SSI 発生の関連性があるため。針刺し切創の際の血液体液曝露リスクを減少する効果もある	内外で色の違う手袋を2重に装着することで、ピンホールに気付きやすくなる

④ 合併症予防 感染管理

Point

手袋の破損発生リスク

　手袋の破損のうち、約80％が気づかないうちに発生しています。また、微小な穿通や手の汚染が生じるリスクは、着用時間とともに増加します。

ピンホールに気付く確率 ※手袋の穿通率は手術の種類と時間によって変化

■ピンホールに気付く　■ピンホールに気付かない

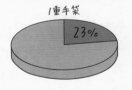

1重手袋　23%

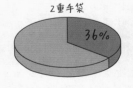

2重手袋　36%

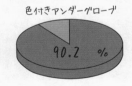

色付きアンダーグローブ　90.2 %

手袋を1枚のみ装着した場合
平均的な腹部手術：12％
より条件の厳しい手術；40％以上
（整形外科手術、外傷手術、胸部手術など）

手袋を2重に装着した場合
内側の手袋に破損が発生する率は大幅に減少（※ゼロではない）
内側の手袋と外側の手袋の双方に穿刺が生じる可能性は、9〜18％

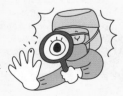

文献 8〜13) を元に作成

4. 手術開始から終了まで[7]

項目	内容	なぜ？	看護のポイント
酸素濃度	吸気酸素濃度を 80 ％とする	創に対する血流を十分に確保するために吸気酸素濃度を 80 ％にする	術後の酸素投与の指示を病棟に申し送り継続看護を依頼する
正常体温維持	35.5 ～ 36℃以上を目安に管理する	エビデンスレベルに関する評価は分かれているが、低体温の防止を実施して害になることはない	術後も積極的に加温し、術後の加温を病棟看護師に依頼する
手術創管理（ドレッシング）	滅菌した被覆材で術後 48 時間は保護	切開創を被覆材で覆うべきか、解釈がいろいろあり結論がでていない	医師の指示で適切な被覆材を使用し病棟へ申し送りを行う
抗菌薬投与の延長	清潔手術では術前 1 回投与、その他は 24 時間以内。ハイリスク手術（心臓血管外科など）は 48 時間を目安とする	SSI 予防目的で術後長期間投与を行ってはならない	適切な投与期間内で投与を行う、術中の抗菌薬投与時間を病棟に申し送る
ドレーン管理	閉鎖式ドレーンを使用しできるだけ早期に抜去	閉鎖式ドレーンであっても逆行性の感染を起こす可能性があるので、できるだけ早期に抜去する	ドレーン固定時や排液を廃棄する場合は標準予防策を行う

引用・参考文献

1）髙野義人監修：STEP 麻酔科 第 4 版. 海馬書房，横浜，2012.
2）山蔭道明編：周術期の体温管理. 克誠堂出版，東京，2011.
3）尾崎眞：手術患者の体温管理－温かみを大事にする看護技術. メディカ出版，大阪，2003.
4）日本麻酔科学会・周術期管理チーム委員会編：周術期管理チームテキスト 第 3 版. 日本麻酔科学会，2016.
5）日本手術医学会編：「手術医療の実践ガイドライン（改訂第三版）」の出版にあたって. 日本手術医学会誌 2019；40（Suppl）.
6）日本外科感染症学会編：周術期感染管理テキスト. 診断と治療社，東京，2012.
7）国公立大学附属病院感染対策協議会編：病院感染対策ガイドライン 2018 年版. じほう，東京，2018：156-165.
8）Thomas S, Agarwal M, Mehta G. Intraoperative glove perforation—single versus double gloving in protection against skin contamination. *Postgrad Med J* 2001; 77: 458-460.
9）Laine T, Aarnio P. How often does glove perforation occur in surgery? Comparison between single gloves and a double-gloving system. *Am J Surg* 2001; 181: 564-566.
10）Wigmore SJ, Rainey JB. Use of coloured undergloves to detect glove puncture. *Br J Surg* 1994; 81: 1480.
11）Laine T, Aarnio P. Glove perforation in orthopaedic and trauma surgery. A comparison between single, double indicator gloving and double gloving with two regular gloves. *J Bone Joint Surg Br* 2004; 86: 898-900.
12）佐藤直樹，加藤伸彦，大沢修子，他：手袋のバリア性は術中に破綻する. 日本手術医学会誌 2005；26（3）：248-251.
13）Thomas-Copeland J. Do surgical personnel really need to double-glove? *AORN J* 2009; 89: 322-328.

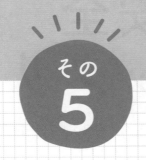

その
5

手術室における 医療安全

手術室では、急速な医療の進歩により
手術手技が高度化・複雑化して、
多くの医療機器を同時に使用して手術を行う状況になっています。
また、それに伴う医療者も多職種にわたり、
それぞれが互いに専門家として認め合い、コミュニケーションを図り、
チームとして活動することが、手術室における医療安全の特徴です。

◉安全に関する手順や対策を明文化した
　マニュアルの作成と周知
◉インシデントの共有と再発防止対策の周知
◉医療安全の教育・研修の実施
◉手術・麻酔に関して患者さんに説明が行われ
　同意書取得の徹底
◉はじめて実施される手術は倫理面、
　安全面について組織的検討がされる
◉輸血療法に関する院内の基準がある
◉周術期の肺血栓塞栓症予防の
　マニュアルがある

◉Surgical Fire の可能性の評価
◉MDRPU 予防対策の実施
◉手術野での薬剤の管理の標準化

ここでは特に大事な、
①手術安全チェックリスト
②遺残防止対策
③手術検体の取り扱い
④ME機器の取り扱い
について、まとめました。

1 手術安全チェックリスト

2009年にWHOから「安全な手術のためのガイドライン2009」が発表されました。そのなかで、ガイドラインを実行するためのツールとして、チェックリストが開発されています。

チェックリストを使用する目的は、チェックを入れることではありません。チーム全体で情報を交換し、情報共有を図り、安全やコミュニケーションの改善とチームワークを育てることです。患者名、術式、手術部位、左右マーキング、治療方針をチーム内でしっかり共通認識しましょう。チーム全体で統一された知識をもって、このチェックリストを使用することが重要です。

▼よいチームワークのためのお作法（WHO）

1. チームへの**自己紹介**を欠かさない
2. **指示を復唱**し、コミュニケーションのループを完成させる
3. 思い込みを避けるため、**明確な言葉**で話す
4. 不明な点があれば**質問や確認**をし、はっきりさせる
5. 指示を出すときには必ず**相手のほうを見る**
6. **自身の役割**をはっきりさせる
7. 主観的な言葉ではなく、**客観的な言葉**を用いる
8. メンバーの名前を覚え、呼びかけるときは**名前で呼ぶ**
9. 必要なときには、**はっきりと主張する**
10. わからないことがある場合は**他者の視点から**考えてみる
11. チームでの活動を開始する前には**ブリーフィング**を行い、終了後には**デブリーフィング**を行う
12. 対立が起きた場合は、「誰が」正しいかではなく、**患者さんにとって「何が」正しいか**に集中する

Memo 事前の手順と役割、情報をチーム全員で確認する

Memo 事後に振り返り、話し合い、次回に生かす

チーム内で意見が対立した場合はどうする？

手術室では、治療方針などでしばしば意見が対立することがあります。それぞれの立場で意見を述べているのですが、平行線で集約できない場合は、12の項目にあるように「誰が」正しいのではなく、患者さんにとって「何が」正しいかに議論を集中することが、円滑なコミュニケーションにつながります。

2 遺残防止対策

遺残防止対策は、手術室で重要な項目の1つです。腹腔鏡手術が普及し、手術に使用する医療材料も多種多様になりました。違残の原因と可能性の高い手術を把握しておきましょう。

外回り看護師も一緒にカウントしますが、遺残防止対策は主に器械出し看護師が活躍する場面です

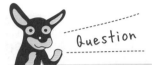
Question

遺残が起こりやすい医療材料が写り込んだX線画像です。何個見つけられますか？（答えはp.116）

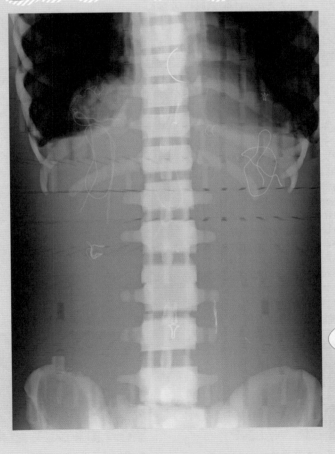

ヒント
写っているのは
14個

遺残の原因	① 手術操作で使用し、取り除くべきであったものを取り忘れた ② 手術野と異なる場所で使用し、落下・分解などの理由で遺残した
遺残の可能性が高い手術	① 長時間手術 ② 同時期に2箇所以上の手術創が発生する手術 ③ 体位変換のある手術 ④ 複数の執刀医がいる手術 ⑤ 緊急手術 ⑥ 器械出し看護師や外回り看護師が何度も交代する手術 ⑦ 術中に急変事態が起こった手術 ⑧ 出血量の多い手術

日本手術看護学会：手術看護業務基準 体内異物遺残防止．より抜粋して引用

　手術で使用する特殊器械はそれぞれ特徴があります。器械使用後は、滅菌前に臨床工学技士などの専門職により点検を行ったうえで滅菌にかけることが推奨されています。

▼当院で今までに手術中に破損・不明になった器械

器械の欠損	・マチュウ持針器のバネ、ストッパーが欠ける ・持針器、ダイヤモンド鑷子のチップが欠ける ・鑷子のストッパーが欠ける ・ガラス製品の先が欠ける（浣腸器）　など
各種ネジ	ケント鈎、鉗子の埋込ネジ、剪刀、ウエイトライナー、開口器、バンガーター開瞼器、フリーハンドデルマトーム、膣鏡、頭皮クリップ鉗子のバネ固定のネジ、カゴ付サクションのネジ、角度計のネジ、ラパロカメラヘッドのネジ、ラパロ鉗子のネジ　など
器械の先端	子宮頸管カニューレの先、ライビンガードライバーの先、レーザーメスのチップ先端、各種ノミ類の先、角度計の角度表示部のツメ、鉗子・鑷子の鈎　など
その他	・筋鈎のメッキがはがれる ・鉗子の把持部分近くのキャップ ・バディハローレトラクターの蛇腹がはずれる ・マスターズ開頭セットのサクション嘴管、マンドリンのカラーのゆるみ ・歯科用カートリッジ針の先（先を曲げて使用すると折れやすい） ・丸針・角針の弾機部分 ・超音波チップ・I/Aチップ ・ライトケーブルのコネクター ・マレット・ハンマーの先の破損 ・サージアトーム20度アタッチメントバーの破損 ・ラパロ鉗子のゴムキャップ ・ラパロ鉗子のシリコン部分の破損　など

▼耳鼻科の鼻内視鏡に使用する鉗子

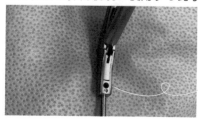

ネジが取れていないか

小さなネジがついている器械はネジもチェック！

▼ヘガール持針器

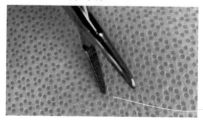

チップ

先端のザラザラしたところ。摩耗したら交換するので手術中に欠けたり取れたりしやすい

項目	遺残防止のためのポイント	なぜ？
基本項目	・カウントのタイミングは、術式によってマニュアルを作成し、体腔創の閉鎖ごとにカウントを行う	・それぞれの物品の大きさや術式によって遺残する場面が異なるため、マニュアルを術式ごとに作成するとよい
	・摘出物などとともに手術室外に持ち出される可能性がある。カウントのタイミングのみでなく使用している物品は常に把握して細心の注意を図る	・病理診断や家族への説明の際に持ち出される検体にまぎれる可能性があるため
	・手術終了後にカウントを行っているガーゼ類・医療材料は、すべてカウントし回収して部屋に残らないよう処理する ・カウントは1人で行わず同時に2人以上で行う	・破損や紛失した時点で捜索することが発見しやすい最大のポイント。使用中も、チェックしながら管理を行う ・手術に使用したガーゼ類などが手術室の部屋に残ると次の症例時にカウントが合わないことが発生するため、手術ごとに確実な回収が必要
	・可能な限り手術室内でX線撮影を行いチーム内で遺残がないことを確認する	・カウントは人力で行っているため、必ずしも正確でない可能性があるため ・カウントが合っていってもX線撮影を行い、遺残がないことを確認する
手術器械 （鋼製小物）	・器材に破損、ひび割れ、ネジのゆるみ、欠損がないか手術開始前、使用中、終了後に確認する ・器械の個数とカウント用紙の内容が相違ないか確認する ・内視鏡の鉗子類は、先端のコーティングのはがれや、繊細な部品や組み立て方法があるため鉗子ごとの特徴を把握する	・鋼製小物は、術中に欠損してしまうと欠損した部分が体内に遺残する可能性がある。個数のカウントのみでなく、破損などがないかもカウント時に確認を行う
ガーゼ類 （タオル・スポンジ・ツッペル・糸付き綿など）	・製品が販売されている時点で枚数が異なる場合があるので、準備時・使用時・器械出し交代時など、手術野で使用するまでに最低2回以上はカウントを行い使用すること	・製品として販売されているものでも、枚数が定数でなく不良品の場合がある。看護師がカウントする場合も、数え間違いを防ぐため場面に合わせカウントし直すことで、どのタイミングからカウントが合わないのか明確にできる
	・X線造影糸の入った物を使用する	・遺残した場合にX線に透過しないラインの入ったものを使用することで、不明になった際にX線で捜索できる
	・診療科により、ガーゼ類の種類が多種多様な場合でもX線造影糸の入った物を使用し、種類ごとに分けてカウントを行う	・体表面の手術であっても、体内に遺残する可能性が0％でないため、必ずX線ガーゼ類（造影糸の入ったもの）を使用する
	・体腔内に一時的に入れた状態にする場合は、医師と声を掛け合い、どこに何を何枚入れたか声に出して確認し、外回り看護師に伝え、ホワイトボードなどにメモを取り共通認識する	・器械出し看護師交代時や長時間手術時や複数の診療科が入る手術の場合は、術前のブリーフィングで医師とタイミングを調整するなどの検討が必要である

項目	遺残防止のためのポイント	なぜ？
医療材料 （針・血管テープ・クリップ・ネラトンなど）	・医療材料はできるだけX線を透過しないものを使用すること。X線を透過するものを使用する場合は、透過することを認識し、紛失しないように注意する ・鋼製小物に装着して使用する物品も術中に取れる可能性が常にあることを認識し使用する	・使用する血管テープやディスポーザブルのクリップなどはX線を透過するものが多く、遺残の可能性があった際にX線撮影をしても写らないため、術野の場面が変わるごとに把握することが重要になる

【p.113のクイズの答え】

遺残が起こりやすい医療材料が写り込んだX線画像

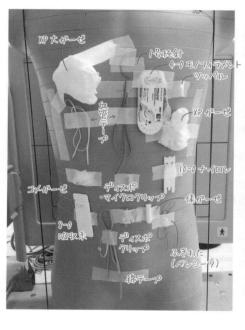
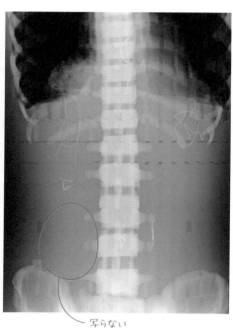

XP大ガーゼ
1号丸針
4-0モノフィラメント ツッペル
血管テープ
XPガーゼ
10-0ナイロン
コメガーゼ
ディスポマイクロクリップ
俵ガーゼ
8-0吸収糸
ディスポクリップ
ふきわた（ベンシーツ）
綿テープ

写らない

㊟今回は人間の体を模した人形を使って撮影をしています。本来ならばこれに臓器が加わるため、より発見しづらくなります。

㊟紛失した医療材料やガーゼ類を捜索する際にX線画像を撮影することは、臨床ではよくある場面です。しかし撮影した際に普段使用している物品がどのように映るのか、把握していないとX線画像に写っていても探すことができません。このような画像を使用して医療安全の学習会などで、確認しておくとよいと思います。

③ 手術検体の取り扱い

　検体の紛失や保存方法の間違いは、患者さんの術後の治療に大きくかかわります。**医師に摘出物の名称と保存方法を確認して**取り扱いを行います。しかし、聞き間違いや、医師の指示が曖昧な場合に、インシデントが発生します。基本的な知識として、以下の内容を知っておくとよいでしょう。

　病理診断へ提出する場合は、**患者名、手術日、検体名、患者IDを記載します。** 手術終了時に医師と摘出検体の内容と個数、保存方法に間違いがないか確認し、記録に残しましょう。

▼手術検体の保存方法

保存方法	検査内容
無処理 （少量の生食）	・迅速病理診断へ提出する場合 ・細胞診検査に提出する場合 ・染色体検査に提出する場合 ・培養検査に提出する場合 ・手術終了後に医師がリンパ節などの検体の切り出しを行う場合
生食保存	・迅速病理診断へ提出する場合 ・手術終了後に医師がリンパ節などの検体の切り出しを行う場合
ホルマリン保存	・病理診断提出する場合（後日顕微鏡下で検査が行われ詳しい結果を出す場合） ・長期検体を保存する場合

※施設により異なる場合あり

看護師はここをチェック

　病理検体の採取後、紛失や破棄などにより病理検査に提出されなかったことが、日本医療機能評価機構の医療安全情報で多く報告されています。手術室で摘出された検体は、病理部で検査がされるまでの間で場所が移動することや、人の手に渡る際に、紛失する可能性が高くなります。病理検査の受付時間内、時間外でも取り扱い方法が異なります。病院内での取り扱いの手順を確認し紛失、破棄が起こらないようにすることが重要です。

　また、術野で器械出しを行っているときも、組織片のようなものが摘出された場合は、保管をするのか、破棄してよいのか確認してから処理し、手術終了時には、医療チーム全体で、摘出標本名、個数、保存方法を確認しましょう。

4 ME機器の取り扱い

　手術室では多くのME機器を使用します。医療の高度化によってデバイスは増える一方です。安全に使用するために、取り扱い説明文書（添付文書）を必ず確認し、それぞれの機器の特徴を知っておきましょう。新規に採用したME機器は、メーカーによる説明会を実施して、看護師だけでなく医師、臨床工学技士にも参加してもらい、院内での運用方法を統一するとよいです。

> どのような場合においても、添付文書に記載されている方法以外の使用は行わないこと！

> 電気メスは2本同時に使用してよい？

　手術野が複数になる場合、外科によっては手術時間短縮などの目的で、1名の手術患者に対し電気メスを2台設置する、モノポーラ同時出力の手術が提案されることがあります。現時点での各電気メス製造会社の見解では、基本的に1名の患者さんに電気メス2台使用するモノポーラの同時出力は想定されていないのが現状です。添付文書でも他の手術器との同時使用は禁忌・禁止されています。電気メスを2台同時に使用することは電気メス起因の熱傷や他の医療機器への悪影響のリスクは2倍以上になるため、現時点ではこの使用方法は避けるべきでしょう。

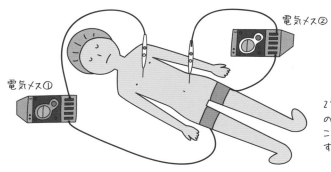

電気メス②

電気メス①

2台同時出力したエネルギーはどちらの対極板で回収するかわからないこの状況は、患者さんが熱傷を起こす可能性のある非常に危険な状況

　電気メス1台でモノポーラ出力が2箇所の電気メスを使用することがベストです。やむなく1名の手術患者に対して電気メス2台でモノポーラ出力する場合は、必ず同時に出力しない工夫と効率よく相互で電気を回収できるよう対極板を2枚貼り付け（位置に注意！）使用します。

引用・参考文献
1）相馬孝博著，日本医療マネジメント学会監修：ねころんで読める WHO 患者安全カリキュラムガイド．メディカ出版，大阪，2013.
2）日本麻酔科学会・周術期管理チーム委員会編：周術期管理チームテキスト 第3版．日本麻酔科学会，2016.
3）窪佳苗：新人ナースのための外回り看護 マンガでわかるリアルレッスン．オペナーシング 2019；34（5）：38-42.
4）日本手術看護学会手術看護基準・手順委員会編：手術看護業務基準．日本手術看護学会，2017.
5）北海道臨床工学技士会教育委員会：手術領域における臨床工学技士の業務マニュアル．2020.

器械出し・外回り看護の全体像

手術室看護師の役割は大きく分けて、
器械出し業務と外回り業務に分けられます。
一見業務内容が分かれているようですが、
両者が協力し合わなければ、
質の高い手術看護は提供できません。
常に互いのことを気にかけ、協働しましょう。

1 手術の流れと 手術室看護師の役割

	手術当日まで	患者入室前	患者入室

器械出し看護師

執刀医と…

- 術式（再建方法）・病名の確認
- 患者さんの個別の特徴（年齢・体格・手術歴など）

- 必要な手術器材の準備・点検
- 術中に必要に応じて使用する器材のスタンバイ

- 手術器材を清潔な器械台に並べる（set up）
- 必要な物品がそろっているか点検する

手術に携わるスタッフ全員で手順や特記事項などを確認する

例えば…

「癒着が強いので出血する可能性があります」
「切除範囲によっては再建方法が変更になります。その場合は○○○○」
「体格のいい人なので○○の器械を使うかもしれません」　など

麻酔科医、執刀医との最終確認

（術式、再建方法、予定出血量、輸血の準備、麻酔に関するリスクなど）

手術同意書を確認して、術式の最終確認を行う

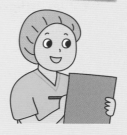

外回り看護師

- 患者情報の確認
- 術前訪問の実施
  ➡ p.137

- 部屋準備
- 麻酔準備
  ➡ p.5

- 病棟より申し送り
- 持参品の確認
  ① モニタリング
  ② 末梢留置
  ③ 硬膜外麻酔・神経ブロックなど（必要時）
  ④ 麻酔導入
  ⑤ 挿管
  ⑥ 手術体位

1人の患者さんを一緒に担当する外回り看護師と器械出し看護師の一般的な看護を、手術の流れに沿ってまとめています。互いのもっている情報や知識を共有しながら麻酔科医や診療科医師、臨床工学技士と協働して看護を提供していきます。

手術開始	手術中	手術終了	患者退室
	●手術の流れに沿って適切な手術器械を術野に提供する➡p.126	●ドレーン留置の有無を確認する ●閉創に必要な縫合糸を医師に確認する	●手術に使用した器械を洗浄に申し送る➡p.128

タイムアウト実施

●予定術式
●通常と異なる手順
●滅菌状態
●必要器材の準備など

手術終了までに

●ガーゼカウント
●器械カウント
●その他遺残の可能性のある物品のカウントを行う

●手術の流れに沿って使用する器械や材料を術野に提供する➡p.135
●麻酔器のモニター音を気にしながら、患者さんの状態の変動に注意する
●手術看護記録の記入

●ドレッシング材の準備
●ドレーンの固定
●抜管準備

●全身状態が安定したら退室
●病棟へ申し送り➡p.136

麻酔終了

●麻酔覚醒
●抜管介助

2 器械出し看護のポイント

器械出し看護師の大きな役割は、手術の進行がスムーズに行えるように執刀医を助け、外回り看護師と連携することです。手術の術式の理解はもちろん、解剖生理や検体の取り扱い、手術器械の理解、術野を把握し現状を判断する能力などが必要になります。

器械出し看護の基本的な流れ p.120 も参照

① 術前準備・ブリーフィング ▶ ② 患者入室 ▶ ③ セットアップ ▶ ④ 手術開始 ▶ ⑤ 手術中 ▶ ⑥ 手術終了 ▶ ⑦ 片づけ・デブリーフィング

① 術前準備・ブリーフィング

Memo 事前の打ち合わせ・情報共有

手術申し込み時に以下の内容を把握し、手術準備を行います。

● 術式・病名

・同じ術式でも、病名により必要な器械や再建方法が異なる場合がある

・悪性疾患の場合は進行状況によって術式の内容が変更になったり、追加になったりする可能性があるので、術前の画像（CT、MRI）などで確認を行う

看護のポイント

▶手術準備は、現時点で予測できる術式の変更、追加を考慮した物品を準備しておきます

▶術前の画像より、腫瘍の大きさや、浸潤の程度も考慮して、器材の準備を行いましょう

● 性別・年齢・患者個別の特徴

・性別・年齢（組織の脆弱さ・小児など）・基礎疾患によって、準備器材が異なる場合がある（器械の大きさなど）

・患者さんの術前の血液検査結果（貧血・栄養状態）や、抗凝固薬の内服（出血傾向）などを把握することで、術中対応を円滑に行うことができる

看護のポイント

▶組織が脆弱な場合は、通常の手術器械に加え、別の器材が必要な場合があります

▶出血傾向の場合は術中に大量出血となることがあるので、止血材の準備やガーゼ類を多めに用意しておきます

▶術式によって術中の出血量はおよそ決まっているため、術前からの貧血や輸血の可能性を把握しておきましょう

● 執刀医

・医師の手術手技により必要な器械が異なる

> **看護のポイント**
> ▶執刀医を確認し、必要な器材を準備します

● 基礎知識

・一般的な病名・術式・解剖生理に対する知識を事前に学習しておくことで、トラブル対応や通常と異なる手順の場合に対応できる

> **看護のポイント**
> ▶一般的な知識を学習後に自施設の術式を確認することで理解が深まり、トラブル発生時に円滑に対応できます

　これらの状況を把握し、当日手術に付く外回り看護師、麻酔科医、診療科医師と情報を共有し、事前に当日の手術の流れや、必要器材についてブリーフィングを行います。

　特に、通常と異なる手順が必要になった場合については、お互いの動きを確認しておくことで、円滑に手術を行うことができます。

② 患者入室

　患者さんの入室時に手術同意書を確認し、医師が説明している内容の最終確認を行いましょう。また特定生物由来製品を使用する手術においては、専用の同意書が必要になるため、その有無を確認しましょう。

③ セットアップ

　手術に使用する鋼製小物やガーゼ類などの衛生材料に不足の物品がないか、確認しながら手術の流れに沿って円滑に使用できるように、器械台に清潔に並べます。

❶消毒、覆布が使用できるように準備する

> **看護のポイント**
> ▶緊急手術の場合はセットアップが完了する前に患者さんが入室し、手術が開始されることもあります（帝王切開・脳外科・心外など）。このような場合は、消毒を行い覆布を掛けるとすぐに手術が始まるため、日ごろからセットアップする順番を身につけておきましょう

❷覆布は上から使用する順番に並べ、一番下に電気メスやデバイスなど、覆布を掛けてから使用する物を置いておく

> **看護のポイント**
> ▶手術が始まるまでのセッティングに使用するものは、使用する順番に上から並べて、置き直さなくていいようにすると、スムーズにセッティングできます

❸手術キットの使用時は、キット内の材料を整理し、器械台の定位置にまず置く

看護のポイント

▶手術キットを使用してセットアップする場合は、はじめに材料がすべて器械台の上に出てしまうため、手術キット内の材料をまず整理しセットアップ後の定位置に配置を行います。その後に器械を並べると置き直す必要がないため、効率よくセットアップできます

❹術式に合わせた手術の流れを考慮し、基本セットを並べながらカウントを行う

看護のポイント

▶器械カウントを行ってから器械を並べると時間がかかります。器械を並べながらカウントを行い、術式による手術の流れに沿った（使用頻度やタイミングの考慮）位置に、はじめから器械を配置しましょう

▶片手で持てる器械に関しては、片手で取れるように、重ねたり何かをどかさないと取れないような置き方はしないことです

❺ミニセット、内視鏡カメラ類、コード類、デバイスを受けとり点検後、定位置に置く

看護のポイント

▶器械の破損や、欠損、ねじ、チップなど、異常がないか確認します

▶コード類はセッティング時に絡まないようにまとめておきましょう

▶内視鏡の鉗子は組み立て後の動きや、コーティングのはがれがないかも確認します

❻組み立てて使用する器械は正しく組み立てられているか確認する

看護のポイント

▶組み立てて使用する器械は、正しく組み立て、動作確認も行います

❼危険物が正しい位置に管理されているか確認する

看護のポイント

▶危険物（メス、針、縫合糸など）は、①専用のケースやトレイに収納する、②誰が見てもわかるような器械台の場所、③器械やガーゼ類が横行しない場所、④手術の進行によって移動する必要性がない場所に置きます

❽術式に応じたその他の医療材料がすべてそろっているか確認する

看護のポイント

▶必要な物品がそろっているか確認することで、スムーズな器械出しにつながります

▶同じタイミングで使用する器具と物品は、まとめて置いておくと取り扱いやすいです

❾介助者にガーゼ類などのカウントが必要な材料の個数を伝え、カウント用紙に個数を記入してもらう

看護のポイント

▶院内の基準に沿ってガーゼ類、材料の個数をカウントし、カウント用紙に記載して外回り看護師と共有します。用紙に記載することで、確実に記録が残り、申し送り時や器械出し交代時に正確に把握できます

▼器械台への並べ方のコツ

a NS Dr.
b 術野
Dr.

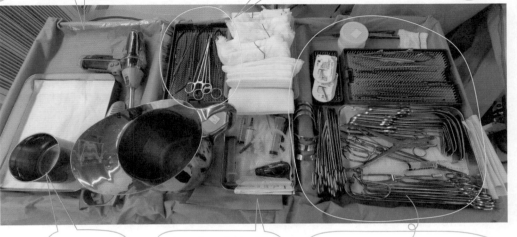

a

一番術野に遠い場所

外回りから受け取ったものを
とりあえず置いておくところ

使用頻度の
低いもの

不潔なものは
使用後こちらへ

ごちゃごちゃする材料を
まとめてトレイへ

場面により使用するものはここに置いて、
必要時メインの器械台へ

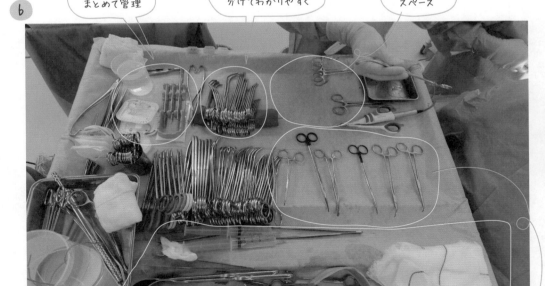

b

危険物は
まとめて管理

小さい器械は
分けてわかりやすく

ワーキング
スペース

場面にかかわらず、
術中に使用するものは片手で
取れるところへ置いておく

今メインで
使用している器械

器械出し看護のポイント

❻ 器械出し・
外回り看護

125

④ 手術開始

 Memo ①執刀直前に、②チーム全員で、③いったん手を止めて、④チェックリストに従って、⑤患者状態・手術部位・手技等を確認すること

　手術開始時のタイムアウト実施時に、予定術式、通常と異なる手順、滅菌状態、必要器材の準備を、チーム間でチェックリストに沿って確認し合います。この時点で、追加で必要な医療材料や器械がそろっていない場合は申告し、いつごろまでに準備ができるのか確認しておくといいでしょう。

⑤ 手術中

　術中は術式の手順に沿った器械出しを行いながら、術野の状況に応じて臨機応変に対応することが必要になります。繰り返し同じ術式を経験することで、器械出しの技術と知識が身についていきますが、日ごろから「なぜこのような方法で行うのか?」を理論づけて考えると、手順に関連づけ習得することができます。

医師の求める器械出しの極意をまとめました。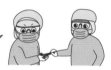

❶事前の準備を過不足なく行う

看護のポイント

▶器械出し看護師は、いったん清潔になると、自分で物品を取りに行ったり術野に出したりすることができません。セットアップを始める前に、手術室内に必要な物品を確認・準備しましょう
▶あらかじめ使用することがわかっているものは、術野に出して準備します

❷術野から目を離さない

看護のポイント

▶術中は術野から目を離さず、手術の進行を把握します
▶同時に医師の動きも確認し、器械の受け渡しを安全に行います

❸器械は持ち替えず片手で渡せるように習慣づける

看護のポイント

▶器械を器械台から取り、反対の手に持ち替えて渡すとそれだけ時間のロスが発生します。器械を並べた際に片手で取って渡せるように習慣づけましょう

❹手術の進行状況を先読みし、必要な器械を絶妙なタイミングで準備する

> 看護のポイント

> ▶手術の進行によって使用する器材がガラッと変わることも少なくありません。手術の進行を先読みし、使用する少し前に絶妙なタイミングで手元に準備します
> ▶使用しなくなった器械も下げ、メインで使用している台が煩雑にならないようにします
> ▶準備を早くしすぎると同様に煩雑になるので、何度も経験し、自分にとってベストなタイミングを見つけましょう

❺執刀医が何を考えながら手術を行っているか、常に一緒に考えてみる

> 看護のポイント

> ▶医師は、術式の手順をもとに、患者さんの腫瘍の大きさや、血管や神経などの走行を確認しながら患者さんの個体差に合わせて手術を進行しています。器械出し看護師は「今どの臓器の何をどうしているのか？ どうしたいのか？」、術野を見ながら一緒に考えてみましょう。考えることで、理解が深まります

❻執刀医が何を求めているのか、相手の気持ちになって考えてみる

> 看護のポイント

> ▶医師によっては渡し方にこだわりがあったり、特別な器械の使用を希望する場合があります。術者それぞれの使いやすさや、患者さんへのやさしさなど、何らかの思いが含まれていることがあります。疑問に思ったら聞いてみましょう

❼セット内の手術器械の特徴を理解しておく

> 看護のポイント

> ▶診療科によっては特殊な器械があります。組み立てて使用するものや、サイズを測ってから使用するものなど多種多様です。実際に医師への手渡し方、術野での使い方を理解することで、スムーズな器械出しにつながります

❽まれにしか使わないセット内の手術器械も、使用場面を把握しておく

> 看護のポイント

> ▶セット内の器械にはまれにしか使用しないものがありますが、セット内に入っているということは、何らかのときに使用する可能性があるということです。多くの場合、使用頻度の低い器械は急に指示があり、準備できておらずスムーズに渡せなかったりします。どのような場合に必要になるのかはおさえておきましょう

❾自分のワーキングスペースを確保する

> 看護のポイント

> ▶器械台の上に自分が作業するスペースを確保します。術野から回収した器械を一時的に置いたり、持針器に針を付けたり、術野で使用する材料を工作したりするためです。煩雑な場所で行うと、材料や針の紛失、器械の落下につながります
> ▶スペースを確保する場所は自分が立っている正面にすると、安全で作業がしやすくなります

❿ニュートラルゾーンを設け、針刺し事故を予防する

看護のポイント

▶器械出しの最大の危険は針刺し事故です。医師から使用後の持針器を直接受け取るのは危険です

▶ニュートラルゾーンを医師と器械出し看護師との間に設け、そこに直接返却してもらい、周囲の安全を確認したうえで、すみやかに処理するようにしましょう

6 手術終了

　手術終了までに、ガーゼカウント、器械カウント、その他遺残の可能性のある物品のカウントを実施します。

　カウントは、術式により遺残の可能性のある体腔層の閉創ごとに行います。外回り看護師と同時にカウント業務に専念し、確実に行いましょう。カウントが一致しない場合は、医師に声をかけ、手を止め、全員で捜索を行います。

　その後、閉創時に必要な材料（縫合糸・ドレーン・ドレッシング材）を確認し、術野に出します。ドレッシング材にX線なしのガーゼ（X線造影糸の入っていないもの）を使用する場合は、最終のカウント終了後に術野に出します（X線ガーゼとの混合防止）。手術終了時、サクション嘴管や布クレンメ、各種コード類などは、覆布と一緒に破棄されやすいため、最終回収を確実に行いましょう。

7 片づけ・デブリーフィング

Memo
事後の振り返り

　片づけまで（洗浄に送るまで）が器械出し看護師の役割です。

●術中に使用した手術器材（鋼製小物・内視鏡・コード類）を確実に回収する

看護のポイント

▶手術が終了し、覆布をはがさなければ回収できない物品は、器械カウント時に把握しているため最終回収時に忘れがちです

▶デバイスのコード類は、ディスポのコードと一緒に絡まり捨てられることもあるため、確実に回収しましょう

●回収した手術器材に破損がないか確認し、洗浄時に分解が必要な物は分解して洗浄依頼をする

看護のポイント

▶分解が必要な器械は分解し、破損や欠損がないかを確認します

● 各手術室から手術器材を洗浄室へ移動する場合は、移動時に器械台から手術器材が落ちないように注意する

▶ 移動時に落下しないよう、覆いましょう。

▶ 使用後の血液汚染のある器材は、汚染が広がらない対策が必要です

▶ 廊下を通って手術器材を運搬する場合は、患者さんの目に触れないようにしましょう

● 器械台を片づける際は、①危険物を処理（トレイにまとめる）、②シングルユース製品の廃棄、③手術器械類の分解・カウントする、の手順で行う

看護のポイント

▶ 針刺し事故は片づけ時に高頻度で発生します。手術が終わった安堵感などで危険物を取り扱っている認識が薄れるためです

▶ 片づける際はまず、危険物を処理します。専用のトレイなどにまとめた後は、トレイの中に指を入れて持たないようにトレイの側面や下部を持ちます

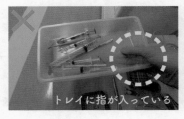
トレイに指が入っている
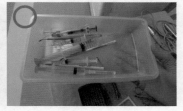

▶ その後不要なシングルユース製品を破棄してから手術器械類をカウントすることで、スムーズにカウントできます

● 危険物は専用の医療廃棄物ボックスへ廃棄を確実に行う

看護のポイント

▶ 危険物は専用の医療廃棄物ボックスに確実に捨てるまでが器械出し看護師の責任です。安全に回収し廃棄しましょう

デブリーフィング

　手術にかかわったチームメンバーと手術終了後にデブリーフィングを行いましょう。デブリーフィングとはチームで振り返り、何がうまくいったか、何がうまくいかなかったか、どう改善が必要か、次はどうするかなどを話し合うことです。お互いがその専門分野のプロとして尊重し合い、対等な立場で話を行います。確立されている、典型的な術式では毎回の開催は不要かもしれませんが、新しい術式や術中に通常と異なる手順などがある場合は、積極的にデブリーフィングを心がけましょう。

3 外回り看護のポイント

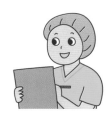

　外回り看護師は、手術室内をマネジメントし、多職種と連携しながら手術を円滑に進めるためのアシストをすることが求められます。また各手術室外の多職種とも連携し、必要に応じて応援要請を行うこともあります。多くの情報を判断し、適切に対応する能力が必要です。

外回り看護の基本的な流れ　p.120も参照

① 術前準備・ブリーフィング	→	② 患者入室・申し送り	→	③ モニタリング	→	④（区域麻酔）	→	⑤ 麻酔導入・挿管

⑩ 抜管・患者退室・申し送り・デブリーフィング	←	⑨ 手術終了	←	⑧ 手術中	←	⑦ 手術開始	←	⑥ 手術体位

① 術前準備・ブリーフィング

　患者入室前に以下の内容が準備できているか確認を行います。また麻酔科医、器械出し看護師、執刀医と事前の患者情報を基にブリーフィングを行い、術中に予測されるトラブルをあらかじめ共通認識し、対応策を検討します。

● 室温を26℃以上に設定

看護のポイント

▶室温は、手術着を着用して入室する患者さんが寒さを感じない温度に調整しておきます
▶手術台は温風式加温装置などで事前に温めておきましょう

● 部屋に必要なデバイスの準備・配置

看護のポイント

▶術式に応じて手術室内に必要なデバイスや手術器材を配置し、電源を適切なコンセントに差し込んでおきます
▶患者さんが歩行入室の場合、患者さんが通る場所にコード類がないように注意しましょう（転倒防止）
▶電気メスは電源を入れ、対極板アラームが鳴ることを確認しておきます

●体位固定に必要な物品の準備

看護のポイント

▶手術に必要な体位固定物品を確認し、不足なく準備します

▶体位変換がある手術は、別々に準備しておくとスムーズです

●薬剤・薬品の準備

看護のポイント

▶術中に必要な術野で使用する薬品を確認し、手術室内に準備します

▶灌流液や洗浄液など温めて使用するものは、患者入室前に温めておきます

●BGMの準備

看護のポイント

▶BGM（音楽）はリラックス効果があることが、多くの研究から明らかになっています。患者さんの好みに合わせて準備しましょう

●患者さんのアレルギーの有無

看護のポイント

▶ラテックスやアルコールなど、手術室内にアレルギー物質が置いてある場合は、部屋の外に一時的に出しておくか、アレルギーであることを表示し、間違って使用しないようにしましょう

●麻酔準備

看護のポイント

▶麻酔科医の指示を確認し、麻酔の準備をします

▶特に挿管困難やマスク換気困難が疑われる場合は、事前に手順を確認し、準備しておきましょう

●患者さんへの配慮

看護のポイント

▶患者さんが入室し麻酔導入までの間に、不安を助長させるような物品が目に触れたり、音が聞こえたりしないよう配慮しましょう
［例］

▶無影灯が患者さんの上に来ないようにセットする。無影灯に付属されているカメラも同様に患者さんの上に来ないようにする

▶手術器械が見えないようにする

▶手術器械をセットアップするときの金属音を立てないようにする

② 患者入室・申し送り

患者入室時に患者さんとともに、患者確認（フルネーム）、生年月日、術式、手術部位、左右確認、マーキング、同意書の確認を行います。

Memo 術中に使用する可能性のある輸血や特定生物由来製剤の物があるか

▼患者入室時の申し送り事項

- ☑ **外来・入院カルテ**
  （患者名を確認する）
- ☑ **持参薬**
  （抗菌薬・手術室にない特殊薬剤など。薬剤指示書を確認する）
- ☑ **貴重品・貴金属の除去**
  （特に頭部のピン止めなどはディスポキャップ着用前に装着していないか確認する）
- ☑ **義歯・コンタクトレンズ・まつ毛エクステンション・マニキュア・ジェルネイルの除去**
- ☑ **補聴器・眼鏡使用時はケースの持参を確認**
  （術中は破損を防止するためにケースを使用すること。補聴器に関しては高額なため、装着しなくてもコミュニケーションが取れる場合は、申し送り後に病棟看護師に持って帰ってもらう。麻酔導入後に外す場合は、保管方法を患者さんに確認しておくこと）
- ☑ **その他持参品の確認**
  （お守りなどを患者さんが持参している場合は、どこにどうやって持参しているか確認する。術中も大切に保管し、退室時病棟看護師に確実に申し送りを行う）
- ☑ **患者さんの当日の心理状態、バイタルサイン、患者家族の待機場所等の確認を行い、術中の継続看護につなげる**

③ モニタリング

　患者入室後のモニタリングとして、心電図、SpO$_2$、血圧計を装着します。この際に患者さんに自然に触れることができるので、皮膚の状態や、緊張による末梢の冷感がないか確認しましょう。得られた情報から、適宜患者さんへ声をかけ、心理的支援を行います。

▼アセスメントの例

項目	アセスメント	対応
皮膚の状態	皮膚の乾燥・脆弱性あり	被膜剤の使用を検討
	テープにかぶれる可能性あり	
末梢の温度	心理的緊張による末梢の冷感あり	緊張している患者さんの想いを受けとめ、共感し、気持ちをやわらげるように声をかける
バイタルサイン	心理的緊張による高血圧あり	

Point

末梢静脈ラインの確保が未実施の場合

　末梢静脈ラインの確保は、緊急時の薬剤投与を可能にするため最優先で行います。
　末梢静脈ラインは手背から優先的に確保を行い、確保が困難な場合は中枢側へ確保を行います。左右どちらの手背に確保するかは以下の内容を考慮し、麻酔科医、執刀医と確認して確保を行いましょう。動脈ラインを同側に確保する場合は、ドレッシング材の固定が穿刺部位に重ならないように工夫しましょう。

▼末梢静脈ライン確保における禁忌

・腋窩郭清の既往があれば、同側は禁忌
・麻痺側
・手術野（側）の場合
・グラフト採取の予定がある場合（皮弁・採皮など）
・手術野の消毒が末梢確保部位に含まれる場合

 区域麻酔（硬膜外・脊椎・末梢神経ブロック）➡ **p.26**

　術式によっては、硬膜外麻酔・脊髄くも膜下麻酔や末梢神経ブロックが実施されます。安全に手技の実施がしやすい体位の保持ができるかがポイントです。手技の進行状況や、適正な体位の保持の重要性を説明し、患者さんの協力を促します。実施時間が長時間になると体位保持に患者さんが苦痛を感じるため、適宜声をかけることも重要です。

麻酔導入・挿管 ➡ **p.10**

　麻酔導入すると意識消失するため、患者さんの意識がある間に確認しておかなければならない内容は、この時点までに確認しましょう。

▼麻酔導入までに確認しておきたいこと（例）

- ☑ 手術体位に関連する、疼痛、関節可動域、病的骨突出部位など
- ☑ 術中の患者家族への対応
- ☑ 電子カルテ上の情報の確認（アレルギーの有無など）
- ☑ 術前より存在する、発赤や表皮剥離、水疱など
- ☑ 湿布薬や外用薬の使用の有無

　麻酔導入後体位固定までに、尿道留置カテーテルの挿入・中心静脈カテーテルの挿入・動脈留置カテーテル・末梢静脈ライン2本目の留置、抗菌薬の投与を同時進行で行います。手術体位や術式に応じて固定や刺入部位の確認をしながら行いましょう。

 手術体位 ➡ **p.63**

　手術体位固定時は、医師、麻酔科医、看護師で必要な人員を確保し、安全に留意して実施します。体位固定後は、術中にローテーションを行う可能性がある範囲のベッド操作を実際に行い、ずれが生じないか確認しましょう。

⑦ 手術開始

　手術開始時は、手術安全チェックリスト（→p.112）を用いたタイムアウトを実施し、術式、手術時間、予想出血量、抗菌薬の投与の有無、輸血の準備、通常と異なる手順を確認します。情報共有の際は以下の内容を把握し、看護師の立場として意見を伝えたり、準備の状況を報告しましょう。

▼手術開始時の確認内容の例

内容	アセスメント
術式	予定術式の物品がすべて手術室内に準備されているか
予定手術時間	手術体位の定期的な除圧のタイミングの検討
予想出血量 輸血の準備	術前のヘモグロビン値と予想出血量を考慮した輸血の準備が実施されているか
抗菌薬の投与	術中の追加投与のタイミング、追加する抗菌薬の準備状況
通常と異なる手順	通常と異なる手順時に必要な手術器材が準備されているか、他科の医師が入る可能性がある場合の担当医は誰か。異なる手順が発生した際のフォロー体制の確認と依頼

⑧ 手術中

　術中の外回り看護の基本的な項目をまとめました。以下の項目に術式別の手術手順を考慮した看護を提供します。

● ガーゼ類のカウント

　看護のポイント

▶ガーゼ類、医療材料のカウントは器械出し看護師と協働し、ダブルチェックで実施します。互いに同時のタイミングで実施しなければ正確なカウントが実施できません
▶外回り看護師は、カウント時のタイミングや枚数、個数の記録を残します

● インプラントの取り扱い

　看護のポイント

▶インプラントを術野に出す場合は、医師の指示の内容を復唱し、現物を準備します
▶外回り看護師は器械出し看護師、医師と3者で手を止め、インプラント名、サイズ、左右、種類を声に出し共に確認を行います
▶確認後、外回り看護師は開封し、器械出し看護師は落下に注意し受け取ります
▶把持部分があるインプラントは鉗子などで把持して受け取ります

●体温管理

看護のポイント

▶術中は 15 分から 30 分ごとに体温を確認し、加温装置を調整します

▶術中は中枢温で 37℃前後の維持を目標に管理を行います

▶末梢温は実際に患者さんに触れ、四肢の冷感がないか確認します

●出血量のカウント

看護のポイント

▶術中出血は、血管処理時、癒着剥離時、骨切断時に出血しやすいため、術野の状況に留意します

▶大量出血の場合は、サクションの本数を増やしたり、ガーゼを追加する場合があるので、準備しておきます

▶出血量が多い場合は頻回に測定し、執刀医、麻酔科医に報告します

▶必要な場合は輸血の準備を行います。施設により患者さんに使用できるまでの時間が異なるため、準備時間を把握しておきます

●輸液・尿量の管理

看護のポイント

▶総輸液量と尿量、術前の絶飲時間、サードスペース、不感蒸泄などを考慮した IN-OUT を把握します

▶状況により輸液の種類を変更する場合があるので準備します

●術中の家族への対応

看護のポイント

▶術中に患者さんに説明を行い、同意を得ている内容を超える事態が発生した場合は、患者家族に説明を行うことを医師にはたらきかけ、家族への対応を行います

▶予定術式の範囲内であっても、手術時間が延長する場合などは、家族に対して術中訪問を検討します

●手術野へ必要な物品の提供

看護のポイント

▶手術中に必要になった医療材料、手術器械、縫合糸などを適宜、手術野に提供します

▶提供する際は滅菌状態、滅菌期限、外装の破損の有無を確認し術野へ清潔に提供します

●手術体位

看護のポイント

▶p.63（手術体位の項目）参照

●ドレーン留置

看護のポイント

▶手術終了前にドレーンを留置する場合は、サイズと留置部位を確認し、記録に残します

▶同種類のドレーンが留置される場合は、排液バッグに留置されている場所を記載するなど、区別がつくようにしておきます

外回り看護のポイント

6 器械出し・外回り看護

● ドレッシング材の準備

看護のポイント
▶ 最終のガーゼカウント後、ドレッシング材を確認し、術野に出します
▶ ガーゼを使用する場合は固定テープ類も準備します

⑨ 手術終了

手術終了時にサインアウトを実施し、術式、検体の保存方法、ドレーンの位置、ガーゼカウント、針カウント、器械カウント、術後の問題点をチーム全体で確認し、チェックリスト・看護記録に記載します。手術終了までに、抜管、患者退室の準備、気管内サクションの準備を行っておきます。

⑩ 抜管・患者退室・申し送り・デブリーフィング

全身麻酔の場合、患者退室基準を満たしていれば病棟に帰室します（抜管、退室基準については、p.23 を参照）。病棟へは術中の情報を申し送ります。**術式によっては追加項目が必要になる**ので、診療科ごとに把握しましょう。

▼ 退室時の一般的な申し送り項目

☑ 術式・再建方法	☑ 輸血使用の有無 （種類・使用単位）
☑ 手術時間	☑ 皮膚の状態 （発赤・表皮剥離・被膜剤の使用の有無）
☑ 手術体位	☑ 神経障害の有無
☑ 摘出物 （名称・固定方法・個数）	☑ 疼痛の有無 （創部痛・咽頭痛・その他）
☑ ドレーン類 （留置部位・ドレーンの種類・サイズ・吸引圧など）	☑ 薬剤の投与状況 （術後鎮痛薬・制吐剤の種類と量、投与時間）
☑ 膀胱留置カテーテルの有無 （サイズ・固定水の量）	☑ 術後指示 （執刀医・麻酔科医）
☑ 体内挿入物の有無 （枚数、サイズ、種類）	☑ 酸素投与の指示 （投与量・投与時間）
☑ 点滴ラインの有無 （サイズ・種類・挿入部位）	☑ 返却物品 （カルテ・眼鏡・貴重品・使用しなかった持参薬など）
☑ 出血量	☑ 術中のイベント （名称・固定方法・個数）

参考文献（以下および当院の看護実践基準）

1）中川朋子編：決定版！できる手術室看護師になる！外回り看護パーフェクトブック．オペナーシング 2011 年春季増刊，メディカ出版，大阪，2011.
2）日本手術看護学会手術看護基準・手順委員会編：手術看護業務基準．日本手術看護学会，2017.
3）久保健太郎：先輩ナースが書いた 消化器外科ノート．照林社，東京，2018.

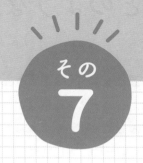

術前訪問の実際

手術室看護師は、術前評価（→p.43参照）の情報をもとに、
手術前に患者さんの病室を訪問します。
術前訪問の目的は、単にオリエンテーションを行い、
患者さんの情報を得ることだけではありません。
患者さんの訴えを聞き、不安の緩和に努め、
患者さんの治療への参加を促すことが大切です。
看護師にとっても、患者さんの意思や生命の尊厳について学ぶ、
貴重な機会でもあります。

1 術前訪問はどのような患者さんに行う？

　術前訪問の対象者は、原則**手術を受けるすべての患者さん**になります。

　施設によっては、術式や麻酔方法、ハイリスク症例など一定の基準を設けて行っていると思います。当施設では希望制度を導入しており、患者さんからの術前訪問の希望の有無を確認し、希望者には全例訪問を実施しています。術前訪問を希望する患者さんは、手術に対する情報を得ることで不安に対して自分なりに対処しようと、いくつもの要望や質問をもっています。

　近年は、術前外来で一般的なオリエンテーションを実施し、その後さらに術前の看護介入が必要な場合に手術当日の担当者が訪問する方法も実施されています。各施設の状況に合わせてメリット・デメリットを考慮し、実施するとよいでしょう。

2 術前訪問の一般的な流れ

①	②	③	④	⑤	⑥	⑦
電子カルテ・カルテから情報収集を行う	病棟へ患者さんの在室確認と術前訪問可能か確認を行う	病棟看護師から情報収集を行う	患者さんにあいさつを行い術前訪問を実施する	病棟看護師に術前訪問が終了したことを伝え、情報共有を行う	術前訪問の内容を看護記録に残す	当日手術を担当する麻酔科医、看護師、臨床工学技師などと情報を共有する

3 術前訪問に必要な情報収集

緊急手術で術前訪問が行えない場合は？

　術前訪問実施前にカルテから情報収集を行います。看護診断を行う場合は、「ゴードンの健康機能パターン」をアセスメントツールとして、情報収集を行うのも手段の1つだと思います。術前訪問が行えない症例でも、電子カルテの閲覧は10分程度で大まかに把握できる内容なので、習慣化するとよいでしょう。

▼最低限必要な情報

基本情報　氏名・年齢・性別・病名・術式・予定手術時間・手術開始時間・麻酔の種類・体位・感染症の有無・血液型・身長・体重・BMI・既往歴・現病歴・手術歴・アレルギーの有無・内服薬の有無・喫煙の有無・バイタルサイン

検査データ　WBC・RBC・Hb・Ht・PL・TP・BUN・Cr・GOT・GPT・Na・K・Cl・CRP・CPK・PT・APTT
胸部 X 線・CT 所見・心電図所見

身体所見　皮膚の状態、関節可動域、疼痛の有無、コミュニケーション障害の有無、発熱の有無、歯牙・入れ歯を含めた口腔内状況

精神所見　手術の受けとめ、インフォームドコンセント内容の理解、緊張感・不安感の把握

社会的背景　家族構成・役割、仕事歴

④ 術前訪問時のおさえどころ

> **術前訪問時のかかわりポイント**
>
> ☑ 共に手術を乗り越える支援者であることを忘れずに、患者さんに関心をもって接する
> ☑ 患者さん・家族がさらされている危機的状況を敏感に感じとる
> ☑ 患者さんが今おかれている状況を把握したうえで
> 　看護実践ができる感性と、経験に基づいた臨床判断能力が求められる

1.身だしなみ

服装　汚れ、しわのない清潔な白衣または術衣　　**頭髪**　長い場合はまとめる。乱れた髪がない

手　爪は短く、清潔感のある手元　　**足元**　汚れ、血液汚染のないナースシューズ

2.話をするときの態度

不快感を与える態度	患者さんに与える印象
なれなれしすぎる態度（敬語を使わない）	→ 軽薄・近づきたくない
威張った態度（命令口調〜してください）	→ 反感・「何様？」という気持ち
すました態度（無表情・笑顔がない）	→ 冷たい・事務的・親身になってくれない
腕を組む	→ 拒否・自己防衛・威圧感
斜に構える・きちんと相手を見ない	→ 不満・欲求不満
頻繁に座り方や姿勢を変える（座っている足を組み替える）	→ イライラする・拒否
むやみやたらとうなずく・相槌を打つ	→ 雑なイメージ
患者さんと目線を合わせない	→ 拒否・不安・無視されているよう

❼ 術前訪問

3. 患者さんへの配慮

患者さんの体調の確認
- 患者さんの体調を事前に電子カルテなどで確認しておき、病棟看護師に確認を行う。また患者さんを直接訪室時に確認する
- 体調がすぐれない場合は、再度調整を行う

術前訪問を行う場所の検討
- 同室者が病室にいる場合は、プライバシー保護の目的で個室へ移動する
- 患者さんが病室での説明でよいと同意を得た場合でも、同室者へ配慮し、大きな声での説明や説明内容には配慮すること

術前訪問を行う時間帯
- 麻酔の説明や、主治医からの手術の説明終了後に、術前訪問をすることで、説明内容を理解できているのか、疑問に思っていることがないのか確認ができる
- また検査やリハビリテーション後、入浴後など患者さんが疲労している場合もあるため、配慮すること
- 食事の前後も避けるようにする

術前訪問の所要時間
- 訪問時間は30分程度を限度とし、長時間の説明による患者さんへの負担を考慮すること

4. 病棟看護師との連携

術前訪問前
- 入院後の患者さんの心理状況、術式説明時の様子、本日の様子など電子カルテ内に未入力の情報をもっている可能性がある
- 近年前日入院が多いため、術前訪問前の病棟看護師からの情報は必須。病室訪問前に担当の病棟看護師に声をかけて情報を得る

術前訪問後
- 術前訪問終了後は、患者さんからの要望や、患者さんの様子、入室時の持参品、不安の表出内容、手術に対する受け止めなど得られた患者情報を病棟看護師と共有する
- 手術室看護師の説明では不十分な内容や、医師との連携が必要な場合は、病棟看護師に依頼する

⑤ 術前訪問の説明内容

　手術看護は、事象に対する看護ではなく、予防のための看護が中心になっています。そのため、術前訪問では、例えば褥瘡や低体温を回避するために何をするのかを説明します。

　また、合併症が起こった場合には適切な対応を行うと伝えることで、不安を軽減できます。このように、患者さんへ説明するときは、説明と同意、保障を1セットと考えて話をします。

▼患者さんへの説明内容

例① 体温管理

> 手術中は麻酔をかけることによって、体温が下がりやすくなります。手術が終わった後に体温が下がった状態になると、傷の治りが遅くなったり、傷の痛みを強く感じたりすることがあります。ですから、手術中は布団乾燥機のようなものを身体にかけて常に温めています。

> 手術室へは手術着を着てくることになりますが、上半身は下着などをつけたりできないので、手術着の上にカーディガンやダウンなどを着て温かくして来てください。プレウォーミング効果といって手術室に来る前から身体を温めておくことで、手術中に効率よく身体を温めることができます。靴下なども履いて来ていただいてかまいません。寒がりとか…暑がりとか…ありますか？

例② 体位

> 普段は居心地が悪かったりすると動いたり、寝ている間は無意識に寝返りをうっているのですが、手術中はそれができません。同じ姿勢を長時間とっても、身体に負担にならない姿勢を麻酔がかかってからとらせていただいているのですが、人によって個人差がありますので、手術が終わった後に痛みやしびれが起こることがまれにあります。

> 明日、手術するときは○○の姿勢になります。普段○○の姿勢をとったときに腰が痛くなったり、肩が痛くなったりすることはありますか？（関節可動域を確認）

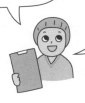

> こちらも細心の注意を払って姿勢を調整しますが、もし手術後、病棟に帰ってから痛みやしびれなどがあれば、遠慮せずに病棟看護師に言ってください。そのときの症状によって対応させていただきます。

❼ 術前訪問

141

術前の患者さんに看護診断を行うと、必ず挙げられるのが「不安」です。

術前に患者さんが感じている不安
- 明日は存在していないかもしれないという、自分の存在の将来性とのかかわりにおいて生じてくる内的反応
- 人間としての本来的な実在不安[1]

不安を引き起こすもの
- 未知のもの
- コントロール喪失の脅威
- 疼痛
- 喪失の脅威
- 安全の脅かし[2]

不安の原因
- 手術決定
- 手術の成功
- 麻酔の成功
- 麻酔のこと
- 手術によって発生する痛み
- 身体の外見や機能の変化
- 家族や仕事にかかわる経済的なこと[2]

これら不安の要素は、患者さんが疾患の告知を受けて手術療法を選択し、術前から術中、術後というように、状況が変わるとともにその内容も変化していきます。

▼手術を受けるときの患者心理の変化

外来受診	→	病棟	→	手術室→ICU→病棟	→	外来
・病気や将来への不安 ・治療の選択を迫られる （手術を受けるか否か）		・手術への心身の準備 ・手術や術後への不安 ・決意と恐怖		・手術や麻酔による身体変化 ・手術が終わった安堵 ・痛みと恐怖 ・身体の回復「手術は成功した？」 ・術後の変化に伴う新たな不安		・今後の治療の選択 ・日常生活や社会復帰に対する不安

刻々と変化していく不安、心配、恐怖、期待・・・

また、患者さんは不安な気持ちと同時に、無事に治ってほしい希望や期待も抱いています。このような患者さんの複雑な心理状態をふまえて、周術期の最大のイベントである手術を一貫して支援することが手術室看護師の魅力であり使命でもあります。

私が1年目に経験した、術前訪問の事例を紹介します。

Aさん　30歳代　女性　腰椎椎間板ヘルニアにて手術

　病室を訪問し、パンフレットを用いて当日の流れを説明した後、「何か心配なことや不安なことはありませんか？」と尋ねました。Aさんはそれまで表情穏やかに説明を聞いていましたが、急に下を向いて、黙り込んでしまいました。私は何かあるのだのと思い、声をかけずに、ただAさんの背中をさすり続けました。Aさんは泣きながら「ごめんなさい、ちょっとこみ上げてきてしまって…。少ししたら落ち着くので…」と話されました。

　「4年くらい不妊治療をしていて、今回の手術の麻酔が不妊治療に影響するんじゃないかと不安だったんです。でも病棟の看護師さんには弱い人間だと思われたくなくて、入院してずっとがまんしていました。今お話できてよかった。スッキリしました。明日頑張れそうです。よろしくお願いします」

　私はずっと手術中もそばにいること、麻酔科医にAさんが心配していることについて確認し、後でお返事することを約束し、退室しました。

Aさんとのやりとりから私が学んだこと

- 心に秘めている思いはみんなある
- 手術室看護師だから、話してくれることもある
- 何年目の看護師であっても、患者さんを思う気持ちは一緒
- 信頼関係の構築に必要なのは時間だけではない

周術期に一貫してかかわれる手術室看護師だからこそできる、術前訪問の技を磨きましょう！

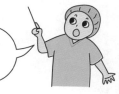

❼ 術前訪問

引用・参考文献
1）谷口隆之助：引き受けるべき苦悩と不安．看護教育 1977；18（2）：127-131.
2）雄西智恵美，秋元典子編：周手術期看護論：成人看護学 第2版．ヌーヴィルヒロカワ，東京，2009：35.
3）宮原多枝子：手術室看護の専門性．新太喜治編，手術室，メディカ出版，大阪，1995：42-54.
4）竹内登美子編著：高齢者と成人の周手術期看護1，外来／病棟における術前看護 第2版，医歯薬出版，東京，2012：130.
5）坂本眞美編：手術看護が絶対変わる！術前情報収集＆術前・術後訪問パーフェクトマニュアル（オペナーシング 2009年秋季増刊）．メディカ出版，大阪，2009.

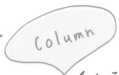

手術を受ける患者さんからよくある質問

　術前訪問で、患者さんから最も多い質問は、「腰からの麻酔は痛いですか？」「手術が終わった後、痛みますか？」など、痛みに関するものです。痛みの感じ方は個人差がありますが、手術と聞くと、「切られる→痛い→怖い」と連想するため、痛みへの恐怖が増すのだと思います。

　どの処置においても、最大限痛みに配慮することはできます。例えば静脈留置針を入れる際ははじめに局所麻酔を使用したり、痛みがないようにしてほしいと言う患者さんの要望を医師に伝えたり、麻酔の際に針入部に意識がいかないような声かけをする、などです。術後の管理も、神経ブロック、鎮痛剤点滴投与、IVPCA、硬膜外麻酔など、組み合わせて痛みを緩和することができます。いずれの行為も看護師の判断だけで実践できるものではないので、医師との連携が必要です。

　術前訪問で質問をする患者さんは、手術に不安を感じています。その不安を軽減させる対処方法として、患者さん自身が情報提供の介入を求め、その情報を聞き、危機を自らの力で乗り越えようとしています。そのため、周術期を通しての見通しを説明し、どのような対応が可能なのかを伝えることが、患者さんにとって一番の安心につながります。

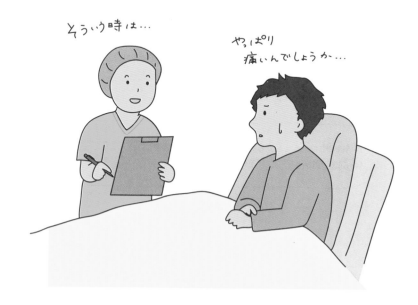

その **8**

よくある
緊急事態
・
トラブルへの
対応

よくある緊急事態はその名のとおり、突然発生します。
トラブル発生時に対応できるように
日ごろからシミュレーションを行い
対応を確認しておきましょう。

「通常の気道確保の方法」
は p.15 ～ 19 参照

1 気道確保困難

気道確保困難とは、**マスク換気や気管挿管が難しい状況**です。

術前に気道確保困難の予測を行いますが、時に予期せぬ困難に陥るときがあります。適切な対応を行わないと**低酸素血症**に陥り、重篤な合併症を引き起こす場合があり、注意が必要です。

Memo difficult airway management

1 DAM カートの用意

気道確保困難な症例など、緊急時にすぐ対応できるよう、事前に必要物品を入れたDAMカートを用意しておきましょう。

▼ DAM カートの例 当院の場合

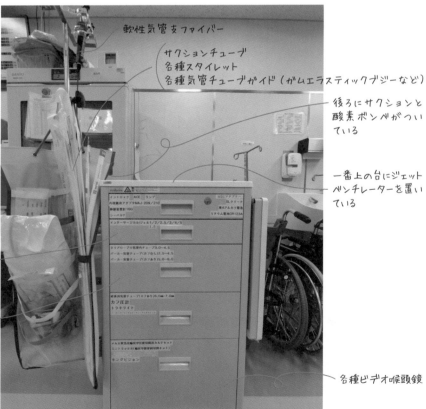

軟性気管支ファイバー

サクションチューブ
各種スタイレット
各種気管チューブガイド（ガムエラスティックブジーなど）

後ろにサクションと
酸素ボンベがつい
ている

一番上の台にジェット
ベンチレーターを置い
ている

声門上換気器具

挿管成功率の高い
気管チューブ
（全サイズ）

各種ビデオ喉頭鏡

▼ DAM カートに入れる必要物品の例　※イラストはイメージ

ビデオ喉頭鏡

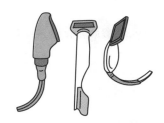

ビデオカメラの付いた喉頭鏡。複数人で声門や喉頭蓋の位置を確認しながら、確実に挿管ができる。

気管チューブ

各サイズそろえておく

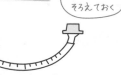

カフなしチューブ

カフ付きチューブ

2.5～8.5 までサイズがある。

気管チューブ誘導器具

（ガムエラスティックブジー、チューブエクスチェンジャー）

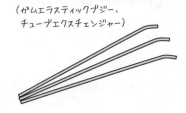

気管にこの器具を挿入してこれをガイドにし、気管チューブを挿入する。気管内チューブを入れ替えるときなどにも使用。

声門上換気器具

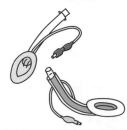

気管挿管やマスク換気が不可能であった場合に挿入することで換気が可能になることがある。また声門上換気器具を介して気管挿管が可能なデバイスもある。

経気管ジェットベンチレータ

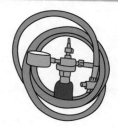

気管挿管が困難な患者さんに対して高圧酸素の投与が必要になった場合に使用。輪状甲状間膜に穿刺した留置針に接続して酸素投与することも可能。

輪状甲状間膜穿刺に必要なキット

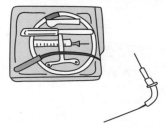

緊急時の気道確保時に輪状甲状間膜の穿刺を行う際に使用。カニューレ内径が 4 mm 以上のデバイスを挿入すれば換気が可能。

> 「どの物品が、どの引き出しに収納されているか」を確認しておくこと！

② どう対応する？

基本は、日本麻酔科学会気道管理アルゴリズム（JSA-AMA→p.52参照）に沿って対応を行います。

マスク換気ができる場合 ⇨ 非緊急的気道確保を行う

マスク換気ができない場合 ⇨ ラリンジアルマスク（LMA）を使用し、換気可能であれば非緊急的気道確保を行う

LMAでも換気できない場合 ⇨ 緊急の非外科的気道確保に移行する

非外科的気道確保でも換気できない場合 ⇨ 緊急の外科的気道確保を行う

Point

緊急時の気道確保

● **非外科的方法**
硬性気管支鏡、経気管ジェット換気、コンビチューブ換気を用いた方法です。

● **外科的方法**
緊急時は、輪状甲状間膜穿刺法や経皮的気管切開により外科的気道確保を行います。現在は必要物品が一式セットになった物が販売されています。
輪状甲状間膜穿刺法は気管分泌物の吸引目的で用いられることが多いですが、カニューレ内径が4mm以上であれば換気が可能になります。

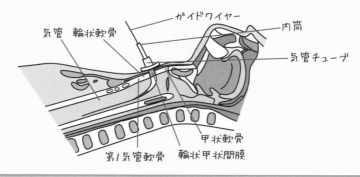

気管　輪状軟骨　　ガイドワイヤー　　内筒　　気管チューブ

甲状軟骨
第1気管軟骨　輪状甲状間膜

喉頭けいれん

　浅い麻酔深度や不十分な鎮静状態において、**喉頭や喉頭周囲（上喉頭神経領域）の不用意な刺激が原因で発生します**。喉頭に関与する筋肉群が一斉にけいれんを起こすことで、声門が閉鎖します。

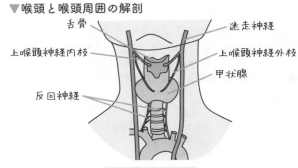

▼喉頭と喉頭周囲の解剖

舌骨
上喉頭神経内枝
反回神経
迷走神経
上喉頭神経外枝
甲状腺

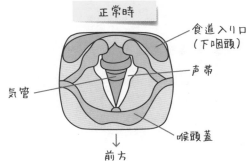

正常時

食道入リ口（下咽頭）
声帯
気管
喉頭蓋
↓
前方

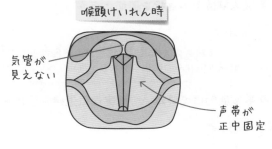

喉頭けいれん時

気管が見えない
声帯が正中固定

▼上喉頭神経領域を刺激する原因

・気管チューブ	・喉頭鏡
・ラリンジアルマスク（LMA）	・唾液、出血などの分泌物
・吸引チューブ	・疼痛刺激

Point

喉頭けいれんは小児に多い

　小児は、成人に比べて喉頭けいれんの発生率が2倍ともいわれています。理由としては、小児は言語によるコミュニケーションが不可能な場合が多く、抜管時に麻酔科医が覚醒状態を判断することが難しいからです。

　抜管後に喉頭けいれんが発生すると、成人に比べて機能的残気量が少なく酸素消費量が成人の2〜3倍のため、みるみるSpO_2が低下し、一刻を争う状態になります。日ごろから対応を確認し、対処できるようにしておきましょう。

① 術前患者のアセスメント

● **筋弛緩薬を使用しない全身麻酔を導入する場合は麻酔深度に注意**

看護のポイント

▶麻酔深度が浅いと気管挿管やLMA挿入などの一連の操作によって、喉頭けいれんが発生しやすくなる
▶特に反射が強く起きやすい小児の緩徐導入で起きやすい

● **上気道感染患者、受動喫煙者は高リスクである**

看護のポイント

▶上気道感染は5倍、受動喫煙者は10倍に発生リスクが増加する

● **吸入麻酔薬の選択を適切に行う**

看護のポイント

▶デスフルランは気道刺激性が強く、他の吸入麻酔薬よりも喉頭けいれんの発生のリスクが高い

● **喉頭展開はていねいで確実な気道確保操作を行うこと**

看護のポイント

▶未熟な操作、乱暴な操作で喉頭けいれんが発生しやすい

● **術後では、扁桃腺摘出やアデノイド切除などの術式は発症しやすい**

看護のポイント

▶出血、外科的刺激、それに伴う分泌物、痛みが原因となる

② どう対応する？

　まず酸素投与を十分に行い、原因が明らかであればそれを除去します。マスクを顔に密着させ、持続陽圧換気の状態を保ちます。陽圧状態を保つと、けいれんがゆるんだタイミングに酸素を肺に送り込むことができると考えられています。

　喉頭筋を弛緩させるためには、麻酔を深くすることが有効なため、プロポフォールなどの静脈麻酔薬の使用が適切です。また筋弛緩薬を投与することで、喉頭けいれんを確実に解除できます。

　抜管時の喉頭けいれんに対しては再挿管の可能性があるため、挿管に使用したチューブと同じサイズの新しい挿管チューブを常に用意しておきましょう。

3 アナフィラキシーショック

　アナフィラキシーは、アレルギーの原因物質の抗原（アレルゲン）への暴露によって感作されている人が、その抗原に再度暴露されたときに引き起こされる、急激かつ全身的な反応です。

　アレルギーにはⅠからⅣ型まで4つのタイプがあります。アレルゲンが体内に入った直後から数時間以内という短い時間で症状が出るアレルギー反応は、「Ⅰ型＝即時型」というタイプで、アナフィラキシーはこの1つです。即時型アレルギーの症状が起こるのには、IgE（アイジーイー）抗体が関係しています。

感作

外部物質に対して、身体が過剰に返答を示すように変化した免疫反応の状態を示します。

IgE抗体

免疫グロブリンと呼ばれるタンパク質の一種。体内でつくられる抗体にはIgG、IgA、IgM、IgD、IgEがあります。

▼アレルギー反応の発生機序

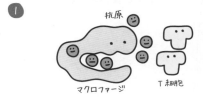

① 抗原（アレルゲン）のある物質に感作されるとマクロファージが抗原を取り込み、T細胞に情報を伝える

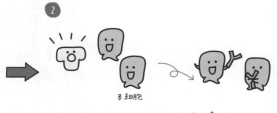

② T細胞はB細胞にIgEをつくるように命じる

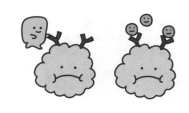

③ 内部に化学物質を溜め込んでいる肥満細胞は、表面にIgE抗体を結合させ、次の抗原の侵入に備える

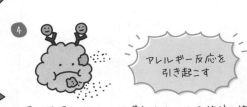

アレルギー反応を引き起こす

④ 抗原が再侵入すると、肥満細胞上のIgE抗体に抗原が結合し、ヒスタミン、セロトニン、トリプターゼなどの化学伝達物質が放出され、血管拡張、血管透過性亢進、浮腫などが生じる

① 術前患者のアセスメント

　以下の患者さんは、術中にアレルギー症状を起こす可能性があるため、術前に問診を行いアレルギーの有無、程度、内容を確認しましょう。

- ☑ 喘息およびそれ以外の慢性呼吸器疾患、心血管疾患、アレルギー性鼻炎、アトピー性疾患のある患者さん
- ☑ ラテックスアレルギー反応を生じる患者さん（ラテックスフルーツ症候群の患者）、二分脊椎症の患者さん（医療行為を繰り返し実施しているため）、多数の手術を受けた患者、医療従事者で手指にアトピー性皮膚炎や接触性皮膚炎があると、ラテックスアレルギーを高率に起こす可能性がある
- ☑ 多くの薬剤にアレルギーのある患者さん

▼アナフィラキシーでみられる主要症状

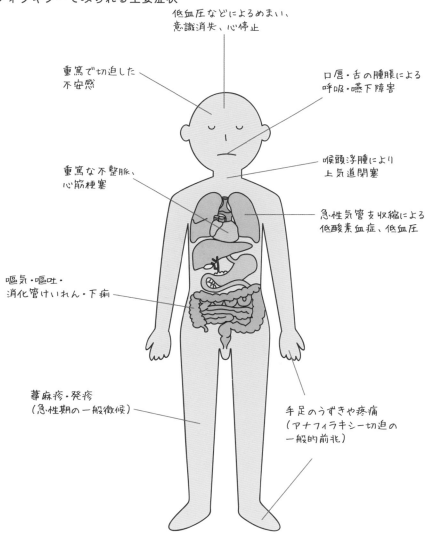

低血圧などによるめまい、意識消失、心停止

重篤で切迫した不安感

口唇・舌の腫脹による呼吸・嚥下障害

重篤な不整脈、心筋梗塞

喉頭浮腫により上気道閉塞

急性気管支収縮による低酸素血症、低血圧

嘔気・嘔吐・消化管けいれん・下痢

蕁麻疹・発疹（急性期の一般徴候）

手足のうずきや疼痛（アナフィラキシー切迫の一般的前兆）

ラテックスアレルギー

天然ゴム製手袋やその他の天然ゴムを含む製品に暴露し続けている人に、掻痒感や蕁麻疹、鼻、眼、喉の症状、喘息発作、あるいはアナフィラキシーショックという重篤な接触により起こる即時型（I型）アレルギーです。

```
┌─────────────────┐        ┌─────────────────┐
│  ラテックス製品  │        │  非ラテックス製品 │
└─────────────────┘        └─────────────────┘
                            ニトリル・デュラプレーン・
 天然ゴムを使用している製品    ネオプレーンなどの合成ゴム製品
                            シリコン・プラスチックを
                              使用している製品
```

| 診断方法 | ①問診、②皮膚テスト、③確定診断 |

ラテックスフルーツ症候群

栗・バナナ・アボカド・キウイなどの食品やその加工品の摂取時に、アナフィラキシー、気管支喘息、蕁麻疹、口腔アレルギー症候群などの即時型アレルギー反応を起こす場合があります。ラテックスアレルゲンが植物由来タンパク質であり、果物や野菜に含まれるタンパクがラテックスアレルゲンと類似構造を有する場合にIgEが交差反応を起こすからです。

| 診断方法 | ①問診、②皮膚テスト、③血液検査 |

ハイリスクグループ	具体的な対象者
医療に従事している人	◉天然ゴム製の手袋やその他の天然ゴム製品に接触する機会が多い ◉医師・看護師（特に手術室スタッフ）・歯科医師・歯科衛生士
天然ゴム製手袋の使用頻度が高い職業に就いている人	◉天然ゴム製手袋の使用頻度が高い職業である食品関係業・清掃業・製造業
医療処置を繰り返し受けている人	◉二分脊椎症などの先天性的な機能障害のために生後間もなく繰り返しの医療処置（手袋やカテーテルなどのラテックス製品が反復して用いられる）を必要とする人 ◉後天的な理由でも医療処置を長期的にわたって継続しなければならない人 ◉繰り返し手術を受けている人
ラテックスフルーツ症候群をもつ人	◉ラテックスアレルギー患者の30〜50%が、ラテックスフルーツ症候群の食品に即時型アレルギー反応を経験することがあると報告されている
アトピー体質の人	

手術日前日入院がほとんどのため、入院後に皮膚テストを行うことは不可能です。そのため、事前に外来で問診・皮膚テストを行うか、問診でラテックスフルーツ症候群の可能性がある場合は、ラテックスフリー対応で手術を行います。手袋はもちろん、ドレーンバッグなどにも天然ゴム製品が多くあります。まずは手術室内の物品に天然ゴムが含まれているものは何か把握しましょう。

② どう対応する？

　アナフィラキシーショック発生時はいかに迅速に対応を行うかが、予後に影響を及ぼすため、対応はおさえておきましょう。

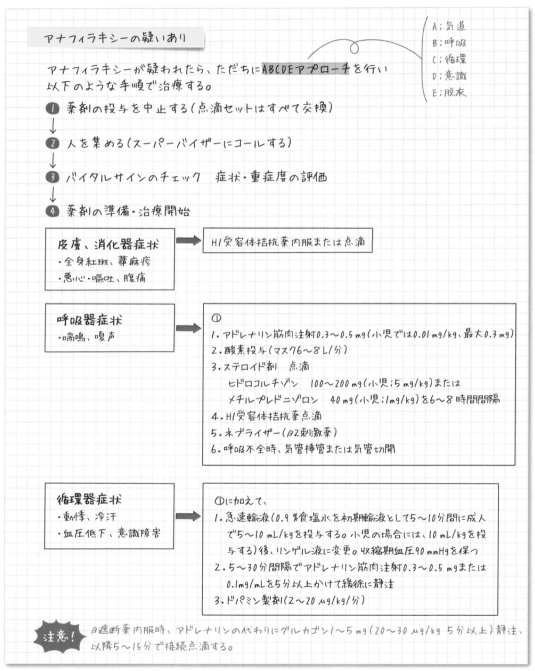

アナフィラキシーの疑いあり

アナフィラキシーが疑われたら、ただちにABCDEアプローチを行い以下のような手順で治療する。

A；気道
B；呼吸
C；循環
D；意識
E；脱衣

① 薬剤の投与を中止する（点滴セットはすべて交換）

② 人を集める（スーパーバイザーにコールする）

③ バイタルサインのチェック　症状・重症度の評価

④ 薬剤の準備・治療開始

皮膚、消化器症状
・全身紅斑、蕁麻疹
・悪心・嘔吐、腹痛
→ H1受容体拮抗薬内服または点滴

呼吸器症状
・喘鳴、嗄声
→
①
1. アドレナリン筋肉注射0.3〜0.5 mg（小児では0.01 mg/kg、最大0.3 mg）
2. 酸素投与（マスク6〜8 L/分）
3. ステロイド剤　点滴
　　ヒドロコルチゾン　100〜200 mg（小児；5 mg/kg）または
　　メチルプレドニゾロン　40 mg（小児；1mg/kg）を6〜8時間間隔
4. H1受容体拮抗薬点滴
5. ネブライザー（β2刺激薬）
6. 呼吸不全時、気管挿管または気管切開

循環器症状
・動悸、冷汗
・血圧低下、意識障害
→
①に加えて、
1. 急速輸液（0.9％食塩水を初期輸液として5〜10分間に成人で5〜10 mL/kgを投与する。小児の場合には、10 mL/kgを投与する）後、リンゲル液に変更。収縮期血圧90 mmHgを保つ
2. 5〜30分間隔でアドレナリン筋肉注射0.3〜0.5 mgまたは0.1mg/mLを5分以上かけて緩徐に静注
3. ドパミン製剤（2〜20 μg/kg/分）

注意！ β遮断薬内服時、アドレナリンの代わりにグルカゴン1〜5 mg（20〜30 μg/kg 5分以上）静注、以降5〜15分で接続点滴する。

厚生労働省：重篤副作用疾患別対応マニュアル「アナフィラキシー」を元に作成
http://www.mhlw.go.jp/topics/2006/11/dl/tp1122-1h01_r01.pdf（2020. 4.20 アクセス）をもとに作成

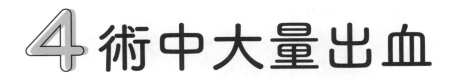

4 術中大量出血

術中の大量出血の原因は、**手技的な問題に伴う出血**と、**希釈性凝固障害による出血**があります。術前から出血に対する術前評価を行うことでリスクを予測することができます。

① 術前患者のアセスメント

▼アセスメント項目

- ☑ 術式により、術中大量出血がある程度予測できる
- ☑ 術前の凝固検査でPT、APTT、フィブリノゲン、FDP、D-ダイマーのいずれかに異常値がある
- ☑ 肝硬変が存在している場合は、凝固因子産生低下と脾臓機能亢進に伴う血小板数の減少がある
- ☑ 低フィブリノゲン値が100〜150mg/dL以下の低フィブリノゲン血症の患者さんも危険性がある

② どう対応する？

日本麻酔科学会の「危機的出血ガイドライン」には緊急時にすみやかに対応するために多職種の連携が重要なことが記載されています。危機的出血が発生した場合は、総括指揮官（コマンダー）を決定し、非常事態宣言を行います。コマンダーは止血状況、血行動態、検査データ、血液製剤の供給体制を総合的に評価し、手術の続行や中止を判断し、周囲と調整するため、**麻酔科医が望ましい**です。

何時に、誰が、どのような対応を行ったか

外回り看護師は、急変時より部屋に在室し患者さんの状態を把握しているため、必要な物品や薬剤が発生した場合は、部屋に応援に来た看護師に依頼しましょう。状況をメモに残す（記録に残すことに専念する）人を1名確保すると、後でデブリーフィングする場合に安心です。

▼危機的出血への対応ガイドライン（日本麻酔科学会）

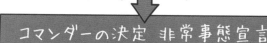

危機的出血発生

コマンダーの決定　非常事態宣言

輸液・輸血

輸液
1. 細胞外液系輸液製剤
（フィジオ® など）
2. 人工膠質液
（ボルベン®、ヘスパンダー®など）
3. アルブミン製剤
（アルブミナーなど。
輸血が間に合わないときは
何十本も使用する）

輸血[*6]
◎**赤血球製剤の選択順位**
1. ABO 同型交差適合試験済
2. ABO 同型交差適合試験省略
3. ABO 適合[*7]
◎**血小板濃厚液・**
新鮮凍結血漿[*8]**の選択順位**
1. ABO 同型
2. ABO 適合[*7]

手術

応急処置
1. 圧迫止血
2. ガーゼパッキング
3. 大動脈遮断など

手術方針
決定
1. 予定手術
2. 縮小手術
3. パッキング下仮閉創

循環動態、凝固系、
酸素運搬能、低体温、
酸塩基平衡の改善

再手術

非常事態宣言解除

◎輸血の注意点
出血の初期は、細胞外液系輸液製剤（晶質液）を投与します。しかし、循環血液量増加は一過性なので、循環血液量を維持するために人工膠質液やアルブミンの投与が避けられない場合もあります。

輸血製剤の選択と取り扱い

出血量が増え、ヘモグロビン値が7 g/dL以下になるようであれば輸血を行います。時間的余裕がない場合は交差適合試験を省略して、ABO 同型血を適応します。ABO 同型適合血が不足する場合は、ABO異型適合血を使用します。

院内の輸血製剤を発注すると、どのくらいの時間で使用できる状態になるのかを把握しておくことも重要です。どの輸血製剤も院内の在庫数によって対応が異なるため、麻酔科医、執刀医と情報を共有しましょう。

▼緊急時の適合血の選択の優先度

患者血液型	RBC（赤血球濃厚液）	FFP（新鮮凍結血漿）	PC（血小板濃厚液）
A型	A＞O	A＞AB＞B	A＞AB＞B
B型	B＞O	B＞AB＞A	B＞AB＞A
O型	Oのみ	すべて	すべて
AB型	AB＞A＝B＞O	AB＞A＝B	AB＞A＝B
血液型不明	O型	AB型	AB型

・交差試験が必要のため、時間を要する

・交差適合試験は不要
・冷凍保存のため、溶解に 20 分程度かかる

・交差適合試験は不要
・採血後 4 日間しか使用期限がない
・必要になった時点で輸血センターへ発注し届けてもらうため、時間を要する

投与後の溶血反応に注意！

輸血管理部門
同型・適合血在庫量

非常事態発生の伝達
発注依頼
→

血液センター

←
供給体制（在庫量など）

指揮命令系統の確立

麻酔科医
- 術者との対話：術野の確認、情報伝達
- マンパワーの確保
- 麻酔科責任医師へ連絡
- 血液製剤の確保*1
- 静脈路の確保*2
- 血行動態の安定化：輸液、輸血の指示と実施
- 低体温予防等の合併症対策*3
- 検査*4、投薬、モニタリング*5、記録

外科系医師
- 麻酔科医との対話
  血行動態、出血量、血液在庫量の把握など
- 出血源の確認と処置
- 予想出血量の判断
- 術式の検討
  必要なら他科の医師の応援を求める
- 診療科責任医師へ連絡
- 家族への連絡

看護師
- 出血量測定、記録
- 輸液・輸血の介助

➡ 看護師の具体的な役割は p.158

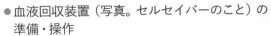

臨床工学技士
- 急速輸血装置
- 血液回収装置（写真。セルセイバーのこと）の準備・操作

*1 血液が確保できたら交差適合試験の結果が出る前に手術室へ搬入し、「交差適合試験未実施血」として保管する。
*2 内径が太い血管カニューレをできるだけ上肢に留置する。
*3 輸血製剤・血液製剤の加温。輸液・血液加温装置、温風対流式加温ブランケットの使用。アシドーシスの補正、低 Ca 血症、高 K 血症の治療など。
*4 全血球算、電解質、Alb、血液ガス、凝固能など。輸血検査用血液の採取。
*5 観血的動脈圧、中心静脈圧など。
*6 照射は省略可。
*7 適合試験未実施の血液、あるいは異型適合血の輸血；できれば 2 名以上の医師（麻酔科医と術者など）の合意で実施し診療録にその旨記載する。
*8 原則として出血が外科的に制御された後に投与する。

日本麻酔科学会：危機的出血への対応ガイドライン．より一部改変して転載
https://anesth.or.jp/files/pdf/kikitekiGL2.pdf（2020.3.3 アクセス）

術中大量出血

⑧ 緊急事態・トラブルへの対応

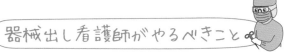

器械出し看護師がやるべきこと

❶ガーゼを多めに術野に用意する（開腹などの大きな術野の大出血の場合は大きなガーゼの使用を考慮する）。

❷サクションチューブを2本にする（視野を確保するため）。

❸出血部位がどこなのか医師と確認する（動脈？　静脈？　その他の組織？）。

❹出血部位が血管の場合は応急処置として、血管鉗子で遮断する。

❺出血部位に応じた器材の準備を行う（デバイス・止血剤・結紮する糸・血管縫合の糸など）。

❻他診療科の応援や術式が変更になった場合は、必要器材を確認し術野に準備を行う。

❼止血が困難な場合は、パッキング下仮閉創も考慮して必要な物を準備する（パッキングする場合は何枚ガーゼをパッキングに使用したのか記録を残し、病棟へ引継ぎを行う）。

外回り看護師がやるべきこと

❶人員を確保する（人を呼ぶ）。

❷輸血に対応できる静脈ラインを確保する（麻酔科医の介助。動脈ラインが留置されていない場合は確保する）。

❸器械台のガーゼ、サクション本数の状態を確認し、必要物品を術野に出す。

❹麻酔科医と輸血の準備状況を確認し、必要量を手配する（輸血が届くまでの間はアルブミン製剤を使用）。

❺器械出し看護師と連携し、出血部位に応じた器材を術野に提供する（器材を提供しながら、術野の情報に耳を傾ける）。

❻麻酔科医、臨床工学技士と出血性ショックの状況を共有し、急速輸血装置、血液回収装置の使用を考慮する。

❼他診療科の応援や術式変更が必要になった場合の器材を準備し、術野に提供する。

❽止血が困難で、パッキング下仮閉創を行う場合は、器械出し看護師と連携し、枚数を把握して記録に残し、申し送りを行う（後日再手術時にガーゼカウントを正しく行い、体内からの抜去時に確実に回収するため）。

参考文献

1）日本麻酔科学会・周術期管理チーム委員会編：周術期管理チームテキスト 第3版. 日本麻酔科学会，2016.

2）日本ラテックスアレルギー研究会，ラテックスアレルギー安全対策ガイドライン作成委員会：ラテックスアレルギー安全対策ガイドライン2013 －化学物質による遅延型アレルギーを含む. 協和企画，東京，2013.

3）廣瀬宗孝編著：いつ起こる？なぜ起こる？どう対応する？術中・術後合併症50. オペナーシング2017年春季増刊，メディカ出版，大阪，2017.

4）甫母祐子：小児における安全な抜管. 日臨麻会誌 2018；38（2）：190-195.

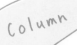

麻酔医が手術室看護師に望むこと

1 麻酔科医と情報共有してほしい

　近年、麻酔科医と手術室看護師が一緒に術前診察外来をするように変化しつつあります。術前診察外来が進む要因の1つにマンパワーの問題もありますが、両者が情報共有できるという大きな利点があると思われます。一緒に診察を行うことで、麻酔のリスク評価や麻酔計画を看護師に理解してもらうことができ、麻酔準備がスムーズに施行できるようになります。また、実際の麻酔施行中および手術中のイベントに対して、すばやい対応が可能になると思います。

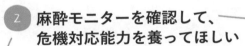

2 麻酔モニターを確認して、危機対応能力を養ってほしい

　手術中は、麻酔科医が常に患者さんのそばにいて、あらゆるモニターを確認しています。外回り看護師は、麻酔科医だけでなく、器械出し看護師、外科医、臨床工学技士に対応しなければなりません。モニターを常に意識することで、対応能力がより高くなります。

3 危機的状況の際は、麻酔科医の右腕として活躍してほしい

　産科の危機的出血時、外傷による出血時、予想しない危機的出血時あるいは夜間の緊急手術時においては、マンパワーが足りないことが容易に予想されます。こういった事態に陥ったときには、麻酔科医がコマンダー（指揮者）となることが大切です。手術室看護師は、そのコマンダーの指揮に従って右腕として動いてもらえると、とても助かります。

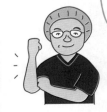

手術看護の
診療科別編

各診療科別の特徴と看護のポイント、
解剖生理を簡単にまとめました。
疾患や術後の経過によって患者さんの身体的、
精神的状況は大きく移り変わります。
術式別の特徴を理解し、
患者さんとかかわりましょう。

1 消化器外科

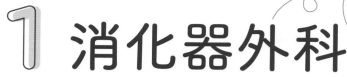

ほとんどの疾患が
悪性新生物による
切除、再建を伴う

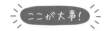

ここが大事！

　消化器は**臓器により生理機能が異なる**ため、再建方法や手術操作も特徴的なものになります。各臓器の解剖生理を理解することで、術式をより深く理解することができます。

　消化器疾患の患者さんは比較的高齢者が多く、**術後のボディイメージの変容**に対して自己管理や受けとめができないことも少なくありません。このような場合は、皮膚・排泄ケア認定看護師などの専門的な知識をもった看護師と連携し、患者さんが手術に対して前向きに考えられるようにサポートする必要があります。

　悪性疾患の場合は、**再発や今後の治療方針**など、周術期の期間のなかで変化する患者さんの心理状況を理解し、かかわりを行います。

消化器外科の特徴

特徴	看護のポイント
消化器の臓器は栄養を摂取・吸収・代謝・排泄を行う生命維持に必要な臓器である	・術前より低栄養状態な患者さんが多く、術後の合併症を起こしやすくなります ・貧血の患者さんも多いため、術中の出血量が少量でも輸血が必要な場合があります
ほとんどの術式に再建が伴う	・経口摂取した食品が消化吸収、排泄されるまでの道筋を確保します ・同じ術式でも再建方法が異なることが多いです。術式を確認する際は、再建方法まで確認し、必要な物品や手術器材を準備します
手術後の手術部位感染（SSI→p.105）が発生しやすい	・消化器は、「手術創の分類Ⅱ」で多くの菌が消化管内に存在します。手術野では、消化管内を触った手術器械は通常使用する手術器械とは清潔レベルを分けて管理します ・抗菌薬の追加投与、体温管理も手術部位感染予防が重要です

消化器外科

泌尿器科

婦人科・産科

耳鼻咽喉科

呼吸器外科

心臓血管外科

脳神経外科

眼科

整形外科

形成外科

特徴	看護のポイント
術後も経口摂取ができない期間が長いため、その期間の対応が必要である	・手術後創部の安静を保つために術後に経口摂取の制限期間が長くなります ・経口摂取が制限される間、患者さんが栄養摂取するための対応として、手術室で中心静脈ルートの挿入や経腸栄養チューブの挿入を行うことがあります。すみやかに実施できるように事前に把握し準備を進めます
術後のボディイメージの変容がある	・ストーマ造設によるボディイメージの変容があります。一時的なものか、永久的なものかによって患者さんの受けとめ方が異なるため、事前に把握します ・皮膚・排泄ケア認定看護師などの専門的な知識をもった看護師のサポートが必要です

＼手術看護で必ずおさえておきたい／

消化器外科の解剖生理

【胃、肝臓および脾臓の動脈】

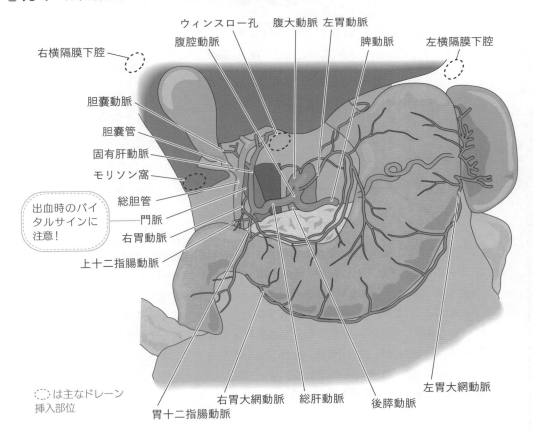

右横隔膜下腔
ウィンスロー孔　腹大動脈　左胃動脈
腹腔動脈　　　　　　　脾動脈　　左横隔膜下腔
胆嚢動脈
胆嚢管
固有肝動脈
モリソン窩
総胆管
門脈
右胃動脈
上十二指腸動脈

出血時のバイタルサインに注意！

右胃大網動脈　総肝動脈　後膵動脈　左胃大網動脈
胃十二指腸動脈

⋯ は主なドレーン挿入部位

【肝臓、膵臓、十二指腸および脾臓の動脈】

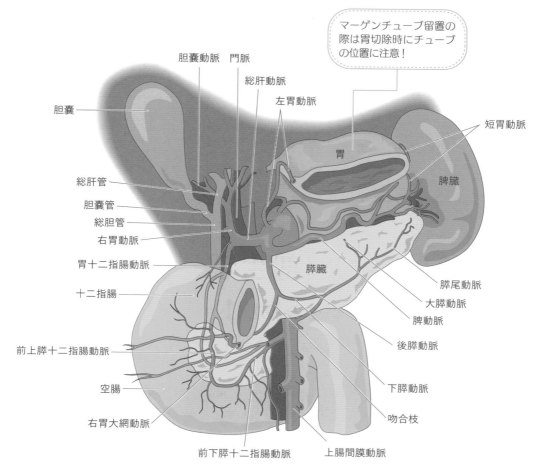

マーゲンチューブ留置の際は胃切除時にチューブの位置に注意！

胆嚢動脈　門脈
総肝動脈
左胃動脈
胆嚢
短胃動脈
胃
脾臓
総肝管
胆嚢管
総胆管
右胃動脈
胃十二指腸動脈
十二指腸
膵臓
膵尾動脈
大膵動脈
脾動脈
後膵動脈
前上膵十二指腸動脈
空腸
下膵動脈
吻合枝
右胃大網動脈
前下膵十二指腸動脈　上腸間膜動脈

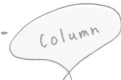

外科医のタイプ

　手術室では多くの診療科の医師と協働します。外科医は診療科で考え方が異なることがあるため、それぞれの特徴・傾向を知っておくとよいでしょう。

　手術を大人数で行う診療科（整形外科、消化器外科、泌尿器科など）は、助手がじょうずに術野を展開することで、執刀医が手術しやすくなります。体育会系のイメージです。反対に、眼科、脳神経外科、形成外科などは執刀医が１人でもできる手術が多く、個々のこだわりや癖が強い医師が多いと感じます。オタク系といった感じでしょうか（※あくまで個人の印象です）。

　患者さんに質の高い医療を提供するためには、チームワークは必須です。専門職として互いを理解し、尊重したいものです。

【大腸と主要血管】

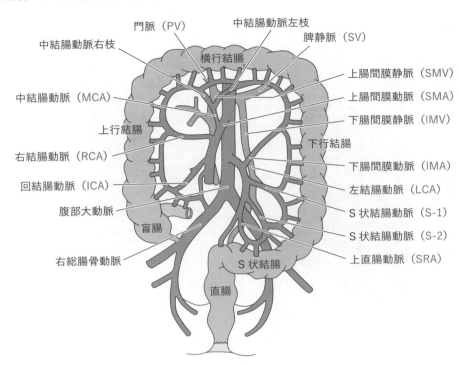

門脈（PV）
中結腸動脈左枝
脾静脈（SV）
中結腸動脈右枝
横行結腸
上腸間膜静脈（SMV）
中結腸動脈（MCA）
上腸間膜動脈（SMA）
上行結腸
下腸間膜静脈（IMV）
右結腸動脈（RCA）
下行結腸
下腸間膜動脈（IMA）
回結腸動脈（ICA）
左結腸動脈（LCA）
腹部大動脈
S状結腸動脈（S-1）
盲腸
S状結腸動脈（S-2）
右総腸骨動脈
上直腸動脈（SRA）
S状結腸
直腸

【リンパ節郭清範囲】（郭清度：D）

下部消化管の手術の場合は、術前のがんの深さや術中の所見・迅速病理診断の結果によって郭清の範囲が決まる

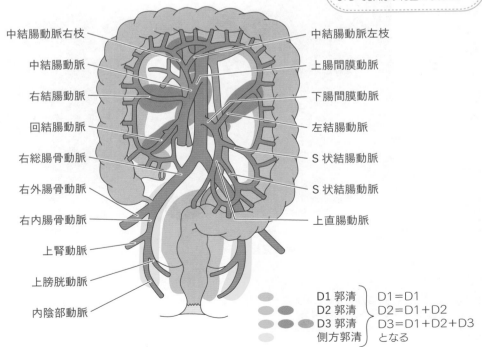

中結腸動脈右枝
中結腸動脈左枝
中結腸動脈
上腸間膜動脈
右結腸動脈
下腸間膜動脈
回結腸動脈
左結腸動脈
右総腸骨動脈
S状結腸動脈
右外腸骨動脈
S状結腸動脈
右内腸骨動脈
上直腸動脈
上腎動脈
上膀胱動脈
内陰部動脈

D1郭清　D1＝D1
D2郭清　D2＝D1＋D2
D3郭清　D3＝D1＋D2＋D3
側方郭清　となる

消化器外科
泌尿器科
婦人科・産科
耳鼻咽喉科
呼吸器外科
心臓血管外科
脳神経外科
眼科
整形外科
形成外科

【肝臓の区域と葉：血管と胆管の分布）】

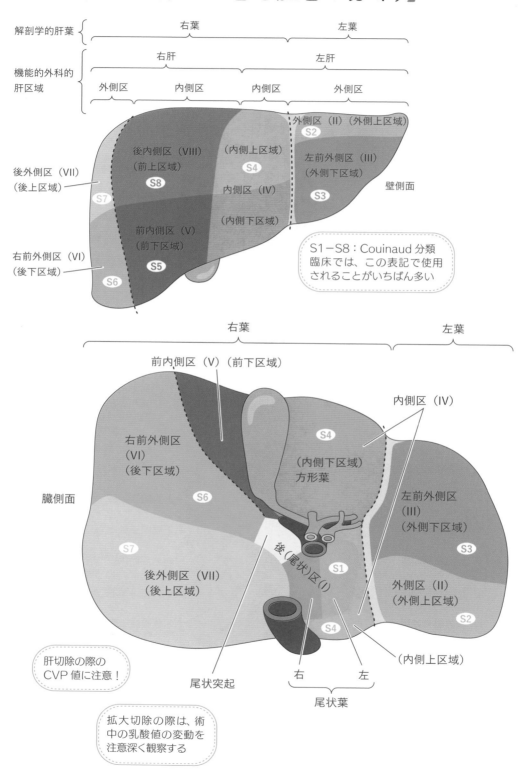

解剖学的肝葉 { 右葉 / 左葉

機能的外科的肝区域 { 右肝 / 左肝

外側区 / 内側区 / 内側区 / 外側区

外側区（II）（外側上区域）
S2

後内側区（VIII）（前上区域）
S8

（内側上区域）
S4

左前外側区（III）（外側下区域）

後外側区（VII）（後上区域）
S7

内側区（IV）

S3

壁側面

前内側区（V）（前下区域）
S5

（内側下区域）

右前外側区（VI）（後下区域）
S6

S1−S8：Couinaud 分類
臨床では、この表記で使用されることがいちばん多い

右葉 / 左葉

前内側区（V）（前下区域）

内側区（IV）

右前外側区（VI）（後下区域）

S4

（内側下区域）方形葉

左前外側区（III）（外側下区域）

臓側面

S6

S3

S7

後（尾状）区（I）

S1

外側区（II）（外側上区域）

後外側区（VII）（後上区域）

S4

S2

（内側上区域）

肝切除の際の CVP 値に注意！

尾状突起

右　左

尾状葉

拡大切除の際は、術中の乳酸値の変動を注意深く観察する

消化器外科

泌尿器科

婦人科・産科

耳鼻咽喉科

呼吸器外科

心臓血管外科

脳神経外科

眼科

整形外科

形成外科

尿路変更によりストーマ造設が必要な場合も

2 泌尿器科

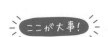
ここが大事！

　消化器外科と同様に**悪性新生物による疾患がほとんど**のため、患者さんに対する心理的サポートが重要となります。

　また排泄器官であるため、手術によっては尿路変更のためストーマ造設を行います。術後に患者さんのADLに影響を及ぼすため、術前に説明と同意を得て患者さんの意思決定を支えましょう。

　近年では**手術支援ロボットを用いた術式で最も種類が多い**のが泌尿器科です。患者さんにとってはより低侵襲な手術になりますが、手術支援ロボットのトラブル対応など器械に対する深い知識や理解が必要になります。トラブル対応についてはシミュレーションを定期的に行い、緊急時に備えましょう。

泌尿器科の特徴

特徴	看護のポイント
高齢の男性患者が多い	・特に前立腺疾患は高齢の患者さんが多いです ・心機能や肝機能など全身の予備力が低下していたり、重篤な基礎疾患を有する場合があります
生殖器・排泄のため患者さんが羞恥心を感じている	・検査や手術に対して羞恥心を感じている患者さんは多く、不必要な露出を避けるべきです ・砕石位（→p.84）の手術も多いため、体位固定時は患者さんへの配慮が必要です
腎機能に障害のある患者さんが多い	・腫瘍や、慢性腎不全などで術前より腎機能に障害をもつ場合があります。術中に使用する薬剤で腎臓に負担のかかるものは考慮が必要です
男性の患者さんは、術後性生活に影響がある場合がある	・前立腺疾患などは術後の性生活に影響が生じます。当院では医師が術前に患者さんへ説明を行い、患者さん自身が術式を選択しています ・手術室看護師は、術式の選択内容を把握し、器材の準備を行います

特徴	看護のポイント
ほとんどが悪性新生物による疾患である	・患者さんの移ろう心理状態に寄り添い、サポートを行います
後腹膜臓器のため特有の術式選択となる	・腎臓は後腹膜臓器のため、後腹膜からアプローチする方法と、経腹的にアプローチする方法があります。医師の好みや腫瘍の大きさによって選択されます ・膀胱や尿管も合併切除する場合は、術中に体位を変換する場合もあります。術式を確認する場合はアプローチ方法を確認し、手術の準備を行います

手術看護で必ずおさえておきたい

泌尿器科の解剖生理

【尿路（腎臓・尿管・膀胱・尿道）】

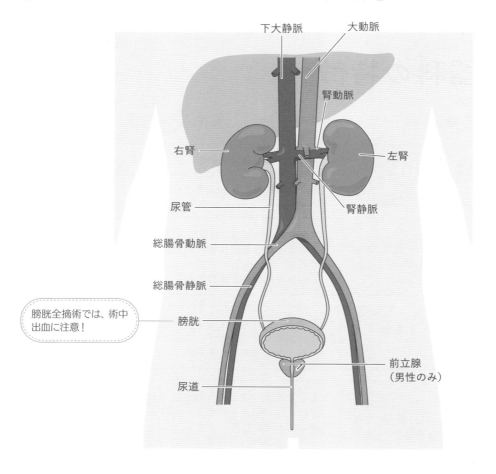

下大静脈

大動脈

腎動脈

右腎

左腎

尿管

腎静脈

総腸骨動脈

総腸骨静脈

膀胱全摘術では、術中出血に注意！

膀胱

前立腺（男性のみ）

尿道

【腎臓と副腎】

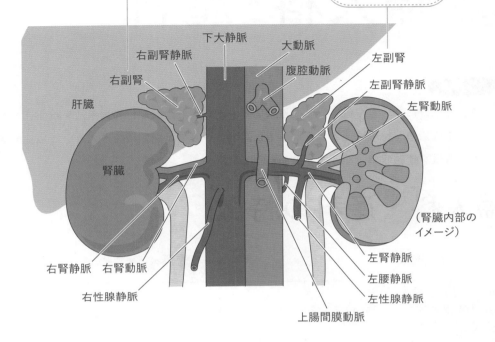

褐色細胞腫では、術中の異常高血圧に注意！

右副腎静脈
右副腎
肝臓
下大静脈
大動脈
腹腔動脈
左副腎
左副腎静脈
左腎動脈
腎臓
（腎臓内部のイメージ）
右腎静脈　右腎動脈
右性腺静脈
左腎静脈
左腰静脈
左性腺静脈
上腸間膜動脈

【前立腺】

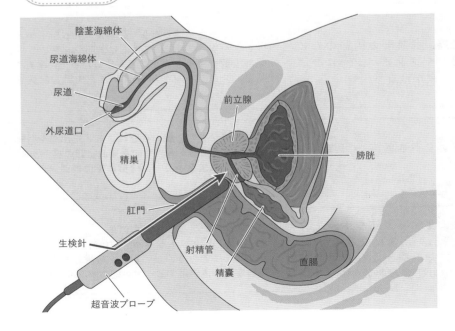

前立腺針生検時のイメージ

陰茎海綿体
尿道海綿体
尿道
外尿道口
精巣
前立腺
膀胱
肛門
生検針
射精管
精嚢
直腸
超音波プローブ

消化器外科
泌尿器科
婦人科・産科
耳鼻咽喉科
呼吸器外科
心臓血管外科
脳神経外科
眼科
整形外科
形成外科

3 婦人科・産科

患者さんは女性に限定されるが、年齢層の幅が広い

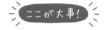

ここが大事!

悪性疾患以外に、子宮や付属器の良性腫瘍の手術、**不妊治療を目的に**手術を行うことがあります。不妊治療を行っている場合は手術に対する不安の半面、期待も大きいため、患者さん個々の背景を情報収集したうえでかかわります。

婦人科・産科の特徴

特徴	看護のポイント
挙児希望の有無が術式決定に影響を及ぼす	・婦人科疾患は、生殖機能を温存するかどうかで術式が異なります。手術終了前に卵管が開通しているか色素を使用し、確認することもあります ・術前に情報を収集して、手術の準備を行います
女性の象徴的臓器の手術である	・女性の象徴的臓器を摘出することに、患者さんは深い喪失感を感じていることが多いです ・単に子宮の生理的機能のみでなく、女性にとってその価値観はそれぞれであることを十分理解し、倫理感に配慮してかかわりましょう
生殖器、会陰部の術野のため羞恥心やプライバシーに配慮する必要がある	・手術対象が生殖器であり、砕石位（→p.84）で手術を行うことが多いため、患者さんは羞恥心を感じています ・区域麻酔で手術を行うことも多いため、入室者を最小限にし、スクリーンや離被架などを使用し配慮を行いましょう
術前より貧血傾向の患者さんが多い	・悪性腫瘍や子宮筋腫の存在による不正出血や月経過多などにより、術前から慢性的な貧血状態の場合があります ・術中の出血量を予測し、術前に輸血の準備ができているか確認します
術前より化学療法やホルモン療法を行い手術になる場合は、免疫力や皮膚が脆弱な場合があるため配慮が必要である	・術前の治療により、免疫力の低下や、皮膚が脆弱になっているため、皮膚トラブル予防に努めます ・脱毛のある患者さんは、帽子を着用したまま入室し、退室前までに再着用するなどの配慮が必要です

消化器外科

泌尿器科

婦人科・産科

耳鼻咽喉科

呼吸器外科

心臓血管外科

脳神経外科

眼科

整形外科

形成外科

特徴	看護のポイント
帝王切開術は患者さんのリスク状態によって、手術の危険度が違う	・帝王切開は産科麻酔（→p.37）に記載したように、リスク状態によって危険度が異なります。帝王切開に至った理由が何かにより、輸血や児の対応準備、必要器材の準備などを行います

\ 手術看護で必ずおさえておきたい /

婦人科・産科の解剖生理

【腹腔鏡下（ラパロ）での視野】

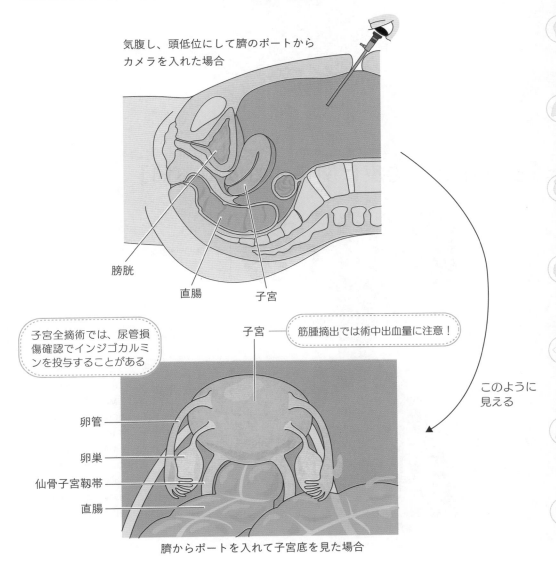

気腹し、頭低位にして臍のポートからカメラを入れた場合

膀胱

直腸

子宮

子宮 ——— 筋腫摘出では術中出血量に注意！

子宮全摘術では、尿管損傷確認でインジゴカルミンを投与することがある

卵管

卵巣

仙骨子宮靱帯

直腸

このように見える

臍からポートを入れて子宮底を見た場合

【子宮、膣および支持構造】

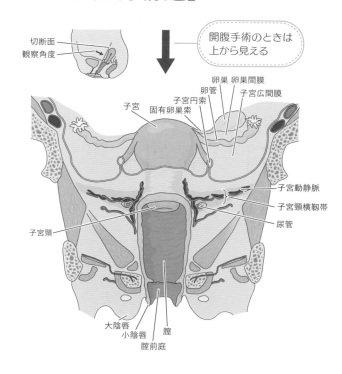

開腹手術のときは
上から見える

切断面
観察角度

卵巣　卵巣間膜
卵管　　　子宮広間膜
子宮　　子宮円索
固有卵巣索

子宮動静脈
子宮頸横靱帯
尿管

子宮頸

大陰唇
小陰唇　　膣
膣前庭

【子宮体がん治療に関係するリンパ節】

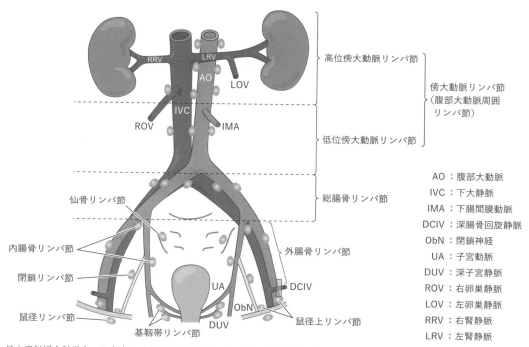

高位傍大動脈リンパ節

傍大動脈リンパ節
（腹部大動脈周囲
リンパ節）

低位傍大動脈リンパ節

総腸骨リンパ節

仙骨リンパ節

内腸骨リンパ節

閉鎖リンパ節

外腸骨リンパ節

鼠径リンパ節

基靱帯リンパ節

鼠径上リンパ節

AO ：腹部大動脈
IVC ：下大静脈
IMA ：下腸間膜動脈
DCIV ：深腸骨回旋静脈
ObN ：閉鎖神経
UA ：子宮動脈
DUV ：深子宮静脈
ROV ：右卵巣静脈
LOV ：左卵巣静脈
RRV ：右腎静脈
LRV ：左腎静脈

日本産科婦人科学会・日本病理学会編：子宮体癌取扱い規約 病理編 第4版. 金原出版，東京，2017：16-19. より引用

消化器外科

泌尿器科

婦人科・産科

耳鼻咽喉科

呼吸器外科

心臓血管外科

脳神経外科

眼科

整形外科

形成外科

4 耳鼻咽喉科

感覚器障害に注意

ここが大事!

術前から**コミュニケーション障害**があることがあります。患者さんとは事前にコミュニケーションを取る方法を決めておきましょう。

耳鼻咽喉科の特徴

特徴	看護のポイント
術前より感覚器障害によるコミュニケーション障害がある	・術前より聴力障害や、気管切開による発声障害が生じている場合があります ・事前にホワイトボードを使用した筆談や、説明内容を書いたボードなどを準備しておきます ・局所麻酔で発声障害がある患者さんには、痛みをどのように伝えるのか方法を決めておきます（→p.33）。「はい」か「いいえ」で答えられるような質問方法を決めておくなどの配慮も必要です
気道周辺に疾患がある場合は気管挿管時にトラブルが発生するリスクがある	・甲状腺や、顎下腺、頸部腫瘍、気道内の腫瘍など、挿管時に筋弛緩薬を使用することで、腫瘍が気道を圧迫し、換気困難に陥る場合があります。事前に麻酔科医と挿管時のリスク評価を行い、挿管方法を検討します
喉頭全摘を伴う気管切開では永久的に発声を喪失するため患者さんの心理支援が必要である	・術前に患者さんの心理状態と術後の見通しを把握し、患者さんの意思決定の支援を行います
耳、鼻、頸部と解剖生理がまったく異なる臓器のため、手術器械が特殊なものが多い	・耳、鼻、頸部では、それぞれ解剖生理が異なります。それに伴い手術器械が異なり、特殊なものが多くなります。解剖の理解を深めることで、器械の構造や使い方を理解できます
抜管時に出血によるトラブルが発生しやすい	・扁桃腺摘出や頸部郭清や頸部腫瘍摘出後など、抜管時に創部に圧がかかることで出血を起こすことがあります ・抜管後は、口腔内の出血がないことと、ドレーンからの排液が急激に増加していないこと、頸部の異常な腫れがないか確認しましょう

\手術看護で必ずおさえておきたい/

耳鼻咽喉科の解剖生理

【頭頸部の構造】

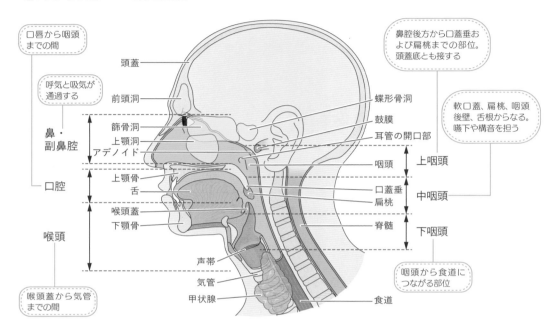

口唇から咽頭までの間

呼気と吸気が通過する

頭蓋

前頭洞

鼻・副鼻腔

篩骨洞
上顎洞
アデノイド

口腔

上顎骨
舌

喉頭蓋
下顎骨

喉頭

声帯
気管
甲状腺

喉頭蓋から気管までの間

鼻腔後方から口蓋垂および扁桃までの部位。頭蓋底とも接する

蝶形骨洞
鼓膜
耳管の開口部

咽頭

軟口蓋、扁桃、咽頭後壁、舌根からなる。嚥下や構音を担う

上咽頭

口蓋垂
扁桃

中咽頭

脊髄

下咽頭

食道

咽頭から食道につながる部位

【鼻・副鼻腔の構造】

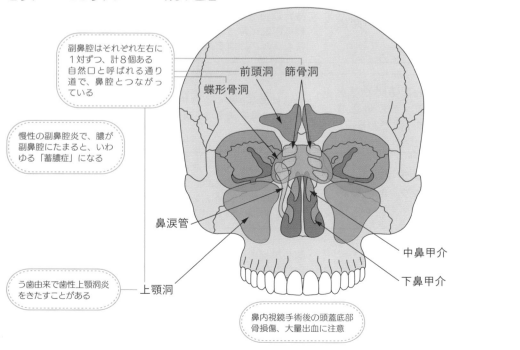

副鼻腔はそれぞれ左右に1対ずつ、計8個ある自然口と呼ばれる通り道で、鼻腔とつながっている

慢性の副鼻腔炎で、膿が副鼻腔にたまると、いわゆる「蓄膿症」になる

前頭洞　篩骨洞

蝶形骨洞

鼻涙管

中鼻甲介

下鼻甲介

う歯由来で歯性上顎洞炎をきたすことがある

上顎洞

鼻内視鏡手術後の頭蓋底部骨損傷、大量出血に注意

【口部と咽頭部の動脈】

（　　）はよく使う略語

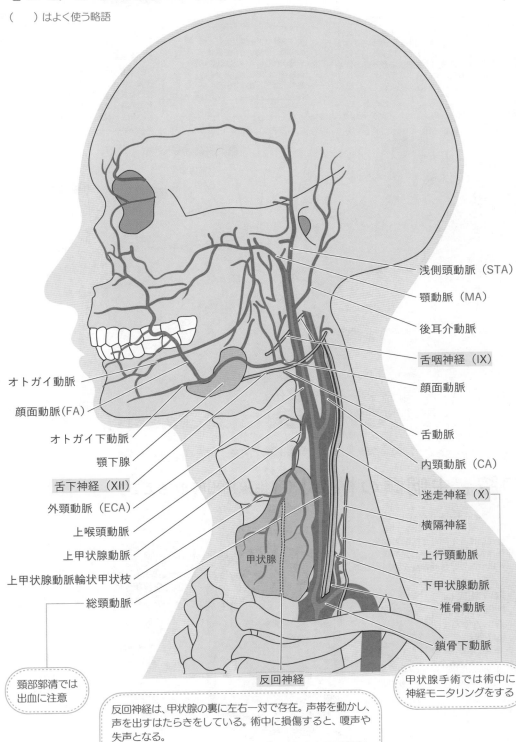

浅側頭動脈（STA）

顎動脈（MA）

後耳介動脈

舌咽神経（IX）

顔面動脈

舌動脈

内頸動脈（CA）

迷走神経（X）

横隔神経

上行頸動脈

下甲状腺動脈

椎骨動脈

鎖骨下動脈

オトガイ動脈

顔面動脈(FA)

オトガイ下動脈

顎下腺

舌下神経（XII）

外頸動脈（ECA）

上喉頭動脈

上甲状腺動脈

上甲状腺動脈輪状甲状枝

総頸動脈

甲状腺

反回神経

頸部郭清では
出血に注意

甲状腺手術では術中に
神経モニタリングをする

反回神経は、甲状腺の裏に左右一対で存在。声帯を動かし、
声を出すはたらきをしている。術中に損傷すると、嗄声や
失声となる。
p.18 の NIM EMG チューブで挿管し、術中、反回神経を
モニタリングする

消化器外科

泌尿器科

婦人科・産科

耳鼻咽喉科

呼吸器外科

心臓血管外科

脳神経外科

眼科

整形外科

形成外科

【伝音経路】（前頭断）

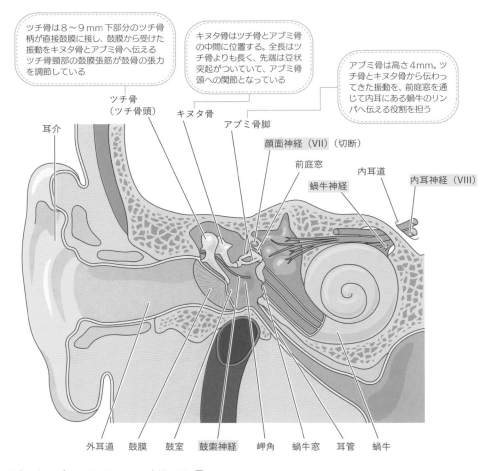

ツチ骨は8〜9mm下部分のツチ骨柄が直接鼓膜に接し、鼓膜から受けた振動をキヌタ骨とアブミ骨へ伝えるツチ骨頸部の鼓膜張筋が鼓骨の張力を調節している

キヌタ骨はツチ骨とアブミ骨の中間に位置する。全長はツチ骨よりも長く、先端は豆状突起がついていて、アブミ骨頭への関節となっている

アブミ骨は高さ4mm。ツチ骨とキヌタ骨から伝わってきた振動を、前庭窓を通じて内耳にある蝸牛のリンパへ伝える役割を担う

ツチ骨（ツチ骨頭）
キヌタ骨
アブミ骨脚
耳介
顔面神経（VII）（切断）
前庭窓
蝸牛神経
内耳道
内耳神経（VIII）

外耳道　鼓膜　鼓室　鼓索神経　岬角　蝸牛窓　耳管　蝸牛

【口腔と中咽頭の構造】（扁桃腺摘出時の見え方）

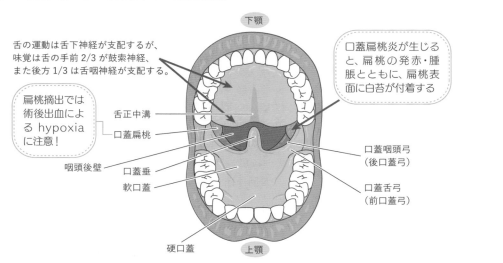

舌の運動は舌下神経が支配するが、味覚は舌の手前2/3が鼓索神経、また後方1/3は舌咽神経が支配する。

口蓋扁桃炎が生じると、扁桃の発赤・腫脹とともに、扁桃表面に白苔が付着する

扁桃摘出では術後出血によるhypoxiaに注意！

下顎

舌正中溝
口蓋扁桃
咽頭後壁
口蓋垂
軟口蓋

口蓋咽頭弓（後口蓋弓）
口蓋舌弓（前口蓋弓）

硬口蓋
上顎

5 呼吸器外科

肺機能障害をもつ
患者さんが多い

消化器外科

泌尿器科

婦人科・産科

耳鼻咽喉科

呼吸器外科

心臓血管外科

脳神経外科

眼科

整形外科

形成外科

呼吸器は酸素を取り入れ、二酸化炭素を排泄して**ガス交換を行う器官**です。肺動脈を損傷すると、ガス交換された血液が全身に送られなくなります。出血をコントロールし血管のリペアに時間を要する場合は、**人工心肺や補助循環装置を使用する場合がある**ことも意識しておきましょう。

呼吸器外科の特徴

特徴	看護のポイント
術前から肺機能が低下している場合が多い	・疾患の影響で術前より肺機能が低下している患者さんが多いため、術中の片肺挿管後に健側肺で術中維持が可能なのか評価を行います ・困難な場合は麻酔科医と対策を検討します
肺機能の状況により術式に影響を及ぼす	・手術後の残存肺で肺機能が維持できるかで切除する範囲が異なります ・部分切除・区域切除・葉切除と、どの範囲の切除を行うのか事前に確認します
主要な動脈周辺の処置を行う場合は、出血に注意が必要である	・肺動脈は心臓から直接血液が送り出されているため、損傷すると大出血につながります ・リンパ節は血管周囲に沿って存在します。血管周囲の剥離や血管の処置を行っている場合は、術野に集中し予期せぬ出血に備えます ・出血時はいつでも対応できるように手順を確認しておきましょう
術前の関節可動域の評価が手術体位をとるうえで重要である	・側臥位上肢を固定する場合に、肩関節の可動域の制限により体位保持が困難な場合や、術後に疼痛を訴える場合があります ・術前に関節可動域を確認し、体位をとります
ほとんどの手術が胸腔鏡手術であるが、開胸術に移行する可能性を念頭に置いておくこと	・現在呼吸器外科の主な手術は胸腔鏡手術ですが、予期せぬ出血や癒着により開胸手術に移行する可能性があります ・急遽開胸になる場合には、追加で必要な器材や材料がすみやかに準備できるようにおさえておきます

\手術看護で必ずおさえておきたい/
呼吸器外科の解剖生理

【胸腔・縦隔】（胸骨正中より）

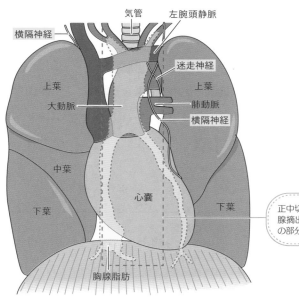

気管
左腕頭静脈
横隔神経
迷走神経
上葉
上葉
大動脈
肺動脈
横隔神経
中葉
心嚢
下葉
下葉

正中切開による拡大胸腺摘出術の際は、点線の部分が術野となる

胸腺脂肪

【気管支のリンパ節】

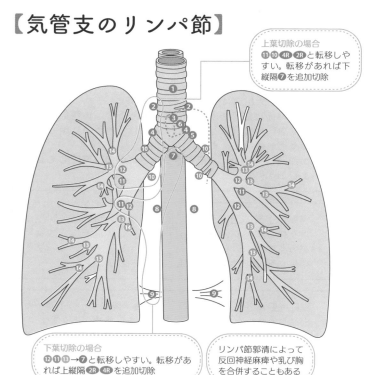

上葉切除の場合
⑪⑩4R2Rと転移しやすい。転移があれば下縦隔7を追加切除

下葉切除の場合
⑫⑪⑬→7と転移しやすい。転移があれば上縦隔2R4Rを追加切除

リンパ節郭清によって反回神経麻痺や乳び胸を合併することもある

縦隔リンパ節
- #1 上縦隔上部リンパ節
- #2 傍気管リンパ節
- #3 前気管、前縦隔および後気管リンパ節
- #4 気管気管支リンパ節
- #5 大動脈下リンパ節（ボタロー管リンパ節）
- #6 傍大動脈リンパ節
- #7 気管分岐部リンパ節
- #8 傍食道リンパ節
- #9 肺靱帯リンパ節

肺門リンパ節
- #10 主気管支周囲リンパ節
- #11 葉気管支間リンパ節
- #12 葉気管支周囲リンパ節

肺内リンパ節
- #13 区域気管支周囲リンパ節
- #14 亜区域気管支周囲リンパ節

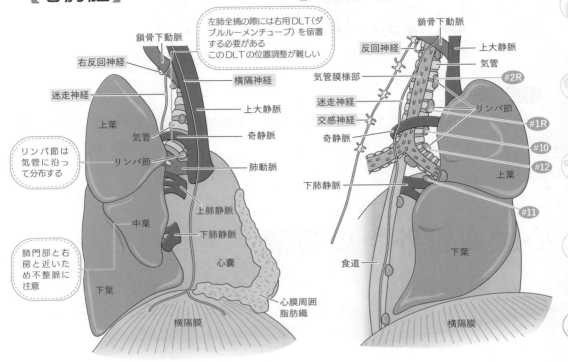

【右胸腔】（腹側より）

- 鎖骨下動脈
- 右反回神経
- 迷走神経
- 上葉
- 気管
- リンパ節
- 横隔神経
- 上大静脈
- 奇静脈
- 肺動脈
- 上肺静脈
- 下肺静脈
- 心嚢
- 中葉
- 下葉
- 心膜周囲脂肪組織
- 横隔膜

> 左肺全摘の際には右用DLT（ダブルルーメンチューブ）を留置する必要がある
> このDLTの位置調整が難しい

> リンパ節は気管に沿って分布する

> 肺門部と右房と近いため不整脈に注意

【右胸腔】（背側より）

- 鎖骨下動脈
- 反回神経
- 気管膜様部
- 迷走神経
- 交感神経
- 奇静脈
- 下肺静脈
- 食道
- 上大静脈
- 気管
- #2R
- リンパ節
- #1R
- #10
- #12
- 上葉
- #11
- 下葉
- 横隔膜

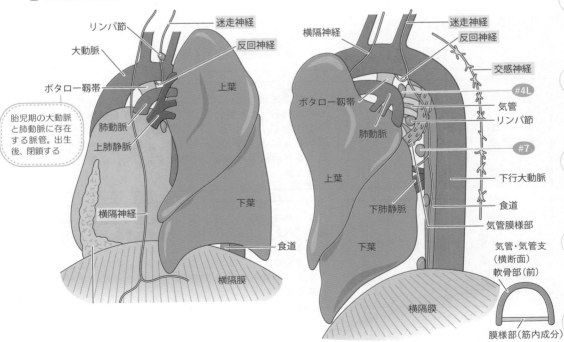

【左胸腔】（腹側より）

- リンパ節
- 大動脈
- ボタロー靭帯
- 迷走神経
- 反回神経
- 上葉
- 肺動脈
- 上肺静脈
- 下葉
- 横隔神経
- 食道
- 横隔膜

> 胎児期の大動脈と肺動脈に存在する脈管。出生後、閉鎖する

【左胸腔】（背側より）

- 横隔神経
- ボタロー靭帯
- 肺動脈
- 上葉
- 下肺静脈
- 下葉
- 迷走神経
- 反回神経
- 交感神経
- #4L
- 気管
- リンパ節
- #7
- 下行大動脈
- 食道
- 気管膜様部
- 横隔膜
- 気管・気管支（横断面）
- 軟骨部（前）
- 膜様部（筋内成分）

消化器外科
泌尿器科
婦人科・産科
耳鼻咽喉科
呼吸器外科
心臓血管外科
脳神経外科
眼科
整形外科
形成外科

人工心肺を使用して
手術を行うことが多い

6 心臓血管外科

ここが大事!

　心臓血管外科では人工血管や生体弁・機械弁など、**高額なインプラントを術野に出す**場面があります。ほとんどの場合1サイズずつの準備のため、不潔や落下に注意し取り扱う必要があります。サイズを術野で測定し、医師と器械出し看護師と現物を確認したうえで術野に出しましょう。

心臓血管外科の特徴

特徴	看護のポイント
人工心肺を使用して手術を行う	・血行動態が変動しやすく、術前の心機能の状態によっては人工心肺からの離脱が困難になります ・臨床工学技士、麻酔科医と情報を共有し、必要な薬剤や器材の準備を行います
患者さんは死に直結するイメージをもっている	・「心臓を一度止めて手術をする」と説明されると患者さんは死に直結するイメージをもちます ・術後の経過よりも手術そのものに不安を強く感じるため、術前訪問で心理的支援が重要です（→ p.141）
循環動態に影響の少ない麻酔導入方法が用いられる	・心機能が悪化している患者さんが多いため、麻酔薬による循環動態への影響が最小限になるように麻酔導入を行います ・看護師はバイタルサインを確認し、変動がある場合には数値を麻酔科医に報告して情報を共有し、必要な対応を行います
輸血を使用して手術を行う場合が多い	・人工心肺を使用する場合は、人工心肺による身体への影響で、溶血、血液希釈があるため輸血を使用する場合が多くなります ・患者さんの状況により人工心肺側から使用する場合もあります。準備されている輸血は麻酔科医、臨床工学技士と共有を行います

消化器外科
泌尿器科
婦人科・産科
耳鼻咽喉科
呼吸器外科
心臓血管外科
脳神経外科
眼科
整形外科
形成外科

\ 手術看護で必ずおさえておきたい /

心臓血管外科の解剖生理

【主な胸腹部大動脈】

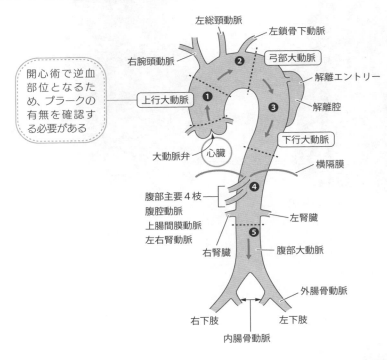

開心術で逆血部位となるため、プラークの有無を確認する必要がある

左総頸動脈
左鎖骨下動脈
右腕頭動脈
弓部大動脈
❷
解離エントリー
上行大動脈
①
❸
解離腔
大動脈弁
心臓
下行大動脈
横隔膜
腹部主要4枝
腹腔動脈
上腸間膜動脈
左右腎動脈
❹
左腎臓
右腎臓
❺
腹部大動脈
外腸骨動脈
右下肢
左下肢
内腸骨動脈

主な種々の
大動脈瘤の場所
❶ 上行大動脈瘤
❷ 弓部大動脈瘤
❸ 下行大動脈瘤
❹ 胸腹部大動脈瘤
❺ 腹部大動脈瘤

【冠（状）動脈造影所見をシェーマとして示した模式図】

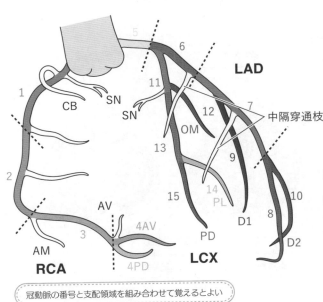

RCA：右冠動脈
CB：円錐枝
SN：洞房結節枝
AM：鋭角縁枝
AV：房室枝
PD：後下行枝
LCX：左回旋枝
OM：鈍縁枝
PL：後側壁枝
LAD：左前下行枝
D1～2：対角枝

CABG（冠動脈バイパス術）の適応
・1枝病変でLADの近位部病変
・2枝病変でLADの近位部病変を含むもの
・経皮的冠動脈形成術の困難な病変形態
・3枝病変
・左主幹部病変
・経皮的冠動脈形成術の再狭窄を繰り返すもの

冠動脈の番号と支配領域を組み合わせて覚えるとよい

【心臓の構造】

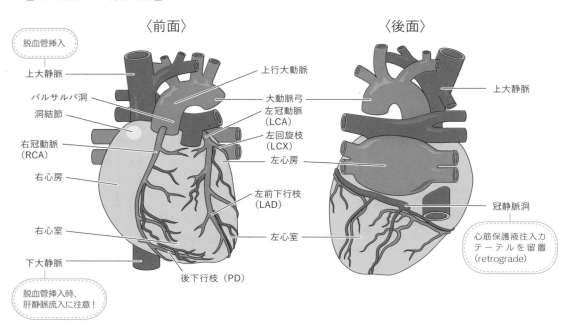

〈前面〉　　　　　　　　　　　〈後面〉

脱血管挿入

上大静脈

バルサルバ洞

洞結節

右冠動脈
（RCA）

右心房

右心室

下大静脈

脱血管挿入時、
肝静脈流入に注意！

後下行枝（PD）

上行大動脈

大動脈弓

左冠動脈
（LCA）

左回旋枝
（LCX）

左心房

左前下行枝
（LAD）

左心室

上大静脈

冠静脈洞

心筋保護液注入力
テーテルを留置
（retrograde）

【心臓の弁】

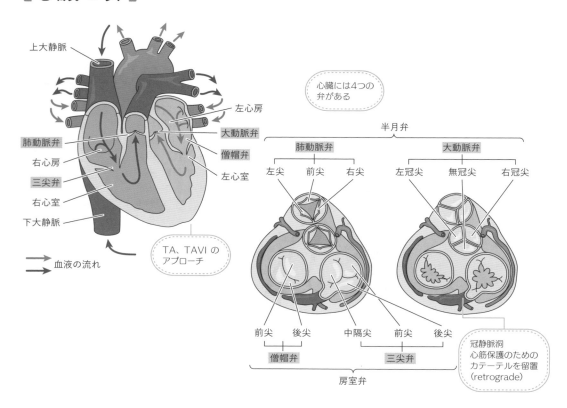

上大静脈

左心房

大動脈弁

肺動脈弁

僧帽弁

右心房

三尖弁

左心室

右心室

下大静脈

血液の流れ

TA、TAVI の
アプローチ

心臓には4つの
弁がある

半月弁

肺動脈弁

大動脈弁

左尖　前尖　右尖

左冠尖　無冠尖　右冠尖

前尖　後尖　中隔尖　前尖　後尖

僧帽弁　三尖弁

房室弁

冠静脈洞
心筋保護のための
カテーテルを留置
（retrograde）

7 脳神経外科

手術そのもの、術後の経過に不安を感じる患者さんが多い

ここが大事!

　手術器械は、**開頭・閉頭に使用する器具とメインのマイクロ器械**に分けられます。開頭はダイナミックな手技の反面、メインのマイクロは繊細な手技になります。いかにスムーズに器材を入れ替えられるかが、器械出しのポイントとなります。

　脳神経外科の手術を受ける患者さんは、手術そのものに不安を強く感じている場合が多く、悪性疾患の場合は術後の経過にも不安を感じています。悪性疾患に関しては、術中に腫瘍切除後にレーザー光線の照射を行ったり、抗がん剤を留置する方法など、多様な治療方法あります。術前に患者さんに医師からどこまで説明が行われているかを把握し、心理的支援を行いましょう。

脳神経外科の特徴

特徴	看護のポイント
開頭する場所により手術体位（→p.76〜83）が異なる	・開頭する場所により仰臥位、側臥位、腹臥位と手術体位が異なります ・いずれにしても長時間手術になるため、褥瘡予防対策が必要です ・頭蓋内圧を下げるために頭側はヘッドアップを行います。ヘッドアップ時に身体がずれないように注意しましょう ・3点固定ピンを使用する場合、固定後は大きく身体を動かすことができないため、医師と連携しながら適切なタイミングで四肢、体幹を固定します
頭蓋内圧の亢進の状況により対応が異なる	・頭蓋内圧を管理するために術前にスパイナルドレナージを実施する場合や、D-マンニトールの投与を行う場合があります ・臨時手術で頭蓋内圧亢進状態の場合は、麻酔導入時ケタミン塩酸塩は使用せず脳血管への影響の少ないプロポフォールで導入します ・術中は $PaCO_2$ 30 〜 35 mmHg の範囲内で維持し頭蓋内圧が亢進しないように管理します

特徴	看護のポイント
疾患により患者さんの意識レベルが異なる	・腫瘍の大きさや脳出血などにより、術前より意識レベルが低下していることも少なくありません ・JCS などで客観的に意識レベルを評価し、それに応じて術前訪問時に対応を行います
頭蓋内腫瘍の場所や大きさにより症状が異なる	・脳腫瘍の場合は、腫瘍のできた場所や大きさにより、聴力、視力、発語障害がある場合があります ・事前にコミュニケーションの方法を決めておきましょう
術中に MEP や SEP などを測定しながら手術を行う	・近年、手術が安全に行われることが重要視されるようになったため、誘発電位モニタリングを行いながら手術するケースが多いです。MEP 使用の場合、筋弛緩薬を使用しない TIVA（total intravenous anesthesia：全静脈麻酔 →p.59 参照）で行われます
電解質異常や脱水、水分出納バランスが崩れやすい	・ホルモンの分泌異常をきたし、水分・Na のバランスが崩れやすくなります。尿崩症、抗利尿ホルモン不適合分泌症候群、中枢性塩類喪失症候群を引き起こすことがあります ・尿量、IN-OUT、電解質の把握を行いましょう

MEP（運動誘発電位）
motor evoked potentials
　運動神経の領域を手術する場合に、実際に運動機能をモニターする運動誘発電位のことです。脳の運動中枢を直接電気刺激し、手足の筋肉の筋電図を調べて運動機能を測定します。

SEP（体性感覚誘発電位）
somatosensory evoked potentials
　感覚神経の領域を手術する場合に、手足の特定の神経を刺激して体性感覚誘発電位をモニターします。正中神経、後脛骨神経を刺激すると、感覚神経が刺激され、頭皮上や脳表の感覚中枢で電気信号を拾うことによりモニタリングできます。

脳神経外科の解剖生理

【大脳（内面）】

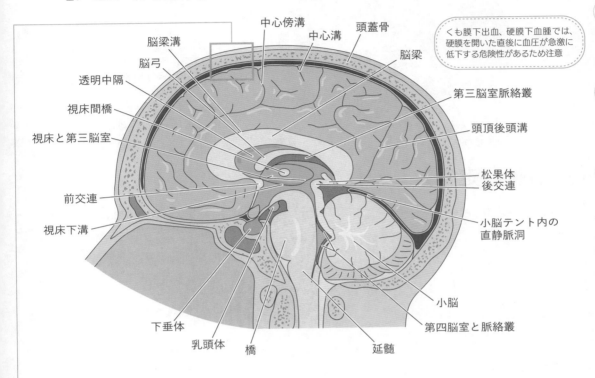

中心傍溝
中心溝
頭蓋骨

脳梁溝
脳弓
透明中隔
視床間橋
視床と第三脳室

脳梁
第三脳室脈絡叢
頭頂後頭溝
松果体
後交連

前交連
視床下溝

小脳テント内の
直静脈洞

下垂体
乳頭体
橋
延髄

小脳
第四脳室と脈絡叢

> くも膜下出血、硬膜下血腫では、硬膜を開いた直後に血圧が急激に低下する危険性があるため注意

拡大

【頭蓋骨および髄膜とその間隙】

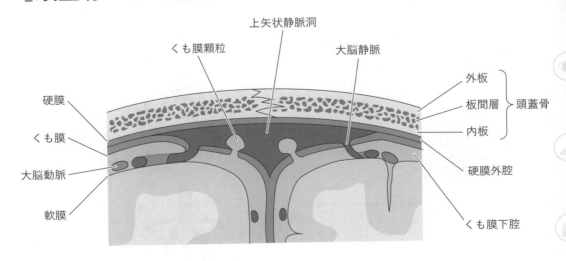

上矢状静脈洞
くも膜顆粒
大脳静脈

外板
板間層 ┤頭蓋骨
内板

硬膜
くも膜
大脳動脈
軟膜

硬膜外腔
くも膜下腔

消化器外科
泌尿器科
婦人科・産科
耳鼻咽喉科
呼吸器外科
心臓血管外科
脳神経外科
眼科
整形外科
形成外科

【脳表の解剖】

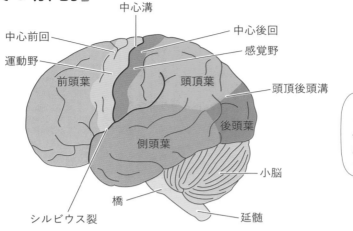

中心溝
中心前回
中心後回
感覚野
運動野
前頭葉
頭頂葉
頭頂後頭溝
後頭葉
側頭葉
小脳
橋
シルビウス裂
延髄

手術をする腫瘍の場所や血管の場所によって手術体位が異なるので、脳の主な解剖はおさえておきましょう

【脳動脈の走行】

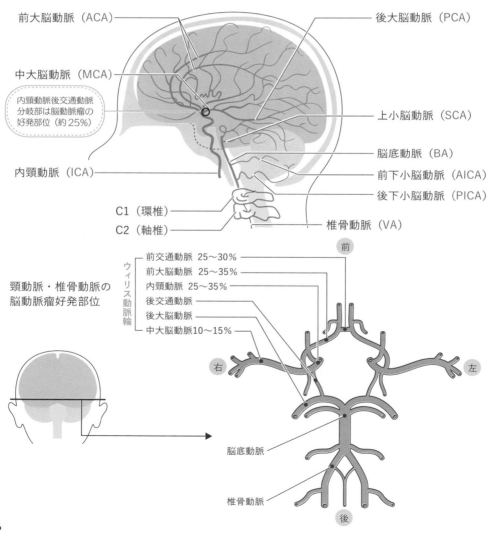

前大脳動脈（ACA）
後大脳動脈（PCA）
中大脳動脈（MCA）

内頸動脈後交通動脈分岐部は脳動脈瘤の好発部位（約25%）

上小脳動脈（SCA）
脳底動脈（BA）
内頸動脈（ICA）
前下小脳動脈（AICA）
後下小脳動脈（PICA）
C1（環椎）
C2（軸椎）
椎骨動脈（VA）

頸動脈・椎骨動脈の脳動脈瘤好発部位

ウィリス動脈輪
前交通動脈 25～30%
前大脳動脈 25～35%
内頸動脈 25～35%
後交通動脈
後大脳動脈
中大脳動脈 10～15%

前
右
左
脳底動脈
椎骨動脈
後

消化器外科

泌尿器科

婦人科・産科

耳鼻咽喉科

呼吸器外科

心臓血管外科

脳神経外科

眼科

整形外科

形成外科

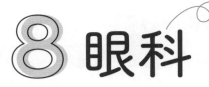

8 眼科

常に失明のリスクを伴う

ここが大事！

　眼はよく「小さな宇宙」と表現されます。眼球内はほとんどの成分が液体で構成されており、**手術中は灌流液の管理が重要**となります。

　手術中は「見る」という視野を制限されるため、患者さんは不安を強く感じます。また手術終了後は眼帯を装着するため、**術前よりも視野が狭まります**。患者さんの移乗の際には、身体を支え安全に移動できるように心がけましょう。

眼科の特徴

特徴	看護のポイント
高齢者から小児まで対象者の幅が広い	・全身麻酔の場合は対象者に合わせた対応が必要です
眼は感覚器で失明を伴うリスクがあり、患者さんはより不安を強く感じていることが多い	・疾患の種類や病状によるが、感染などの点から失明するリスクが常にあります ・すでに片目失明をしている場合（ラストアイ）には、より心理的支援が重要です
高齢者の場合、安楽な手術体位を保持することが困難な場合がある	・仰臥位での手術になりますが、高齢者の場合円背が強く手術体位を保持することが困難な場合があります ・事前に病棟より情報を得て、体位保持具の検討を行い、仰臥位が取れるように調整します
疾患によっては、何度も手術を行う場合がある	・緑内障、白内障（両眼）、硝子体手術など、同じ患者さんが間隔をあけて、手術を何度か行う場合があります ・2回目以降の手術の場合、患者さんは前回の手術時のイメージをもっていたり、苦痛に感じている場合があります。意図的に情報収集を行いましょう
主に局所麻酔での手術である	・眼科は主に局所麻酔で手術が行われるため、外回り看護師は全身状態の管理が必要です ・患者さん個々の基礎疾患を把握し、バイタルサインをアセスメントし、医師からの指示を仰ぎます

特徴	看護のポイント
手術器械がマイクロ器械である	・手術の器械はほぼマイクロ器械のため、器械出し看護師は破損や落下がないように慎重に取り扱いましょう
白内障や硝子体手術の場合、専用の手術器械が必要である	・硝子体手術支援器械や白内障超音波器械など専用の手術器械が必要です ・器械を組み立てセッティングし、回路内に灌流液を満たすテストを行います ・器械が正常に起動しなければ手術が中止になるため、異常がないか確認してから患者入室を行います
斜視手術など、眼球付近の手術では不整脈が起こる可能性がある	・斜視手術では眼球心臓反射で高度徐脈になる可能性があり、特に斜視手術の多い小児ではアトロピンを準備します

\ 手術看護で必ずおさえておきたい /

眼科の解剖生理

【眼底模式図】

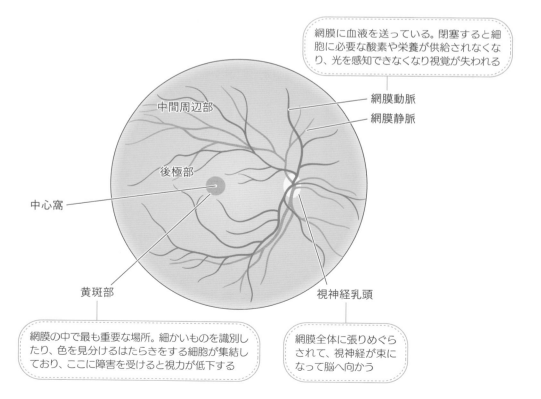

網膜に血液を送っている。閉塞すると細胞に必要な酸素や栄養が供給されなくなり、光を感知できなくなり視覚が失われる

網膜動脈

網膜静脈

中間周辺部

後極部

中心窩

黄斑部

網膜の中で最も重要な場所。細かいものを識別したり、色を見分けるはたらきをする細胞が集結しており、ここに障害を受けると視力が低下する

視神経乳頭

網膜全体に張りめぐらされて、視神経が束になって脳へ向かう

【前眼房と後眼房】

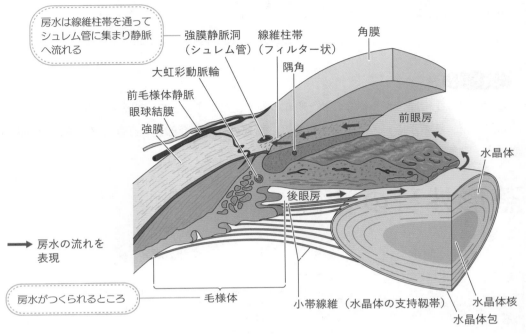

房水は線維柱帯を通ってシュレム管に集まり静脈へ流れる

強膜静脈洞（シュレム管）

線維柱帯（フィルター状）

角膜

大虹彩動脈輪

隅角

前毛様体静脈

前眼房

眼球結膜

水晶体

強膜

房水の流れを表現

後眼房

房水がつくられるところ

毛様体

小帯線維（水晶体の支持靱帯）

水晶体核

水晶体包

【眼窩】

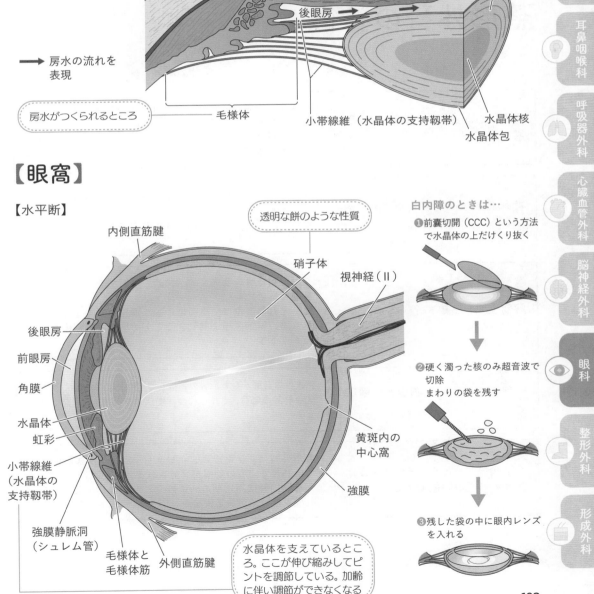

【水平断】

内側直筋腱

透明な餅のような性質

硝子体

視神経（Ⅱ）

後眼房

前眼房

角膜

水晶体

虹彩

小帯線維（水晶体の支持靱帯）

強膜静脈洞（シュレム管）

毛様体と毛様体筋

外側直筋腱

黄斑内の中心窩

強膜

水晶体を支えているところ。ここが伸び縮みしてピントを調節している。加齢に伴い調節ができなくなる

白内障のときは…

❶前嚢切開（CCC）という方法で水晶体の上だけくり抜く

❷硬く濁った核のみ超音波で切除
まわりの袋を残す

❸残した袋の中に眼内レンズを入れる

消化器外科
泌尿器科
婦人科・産科
耳鼻咽喉科
呼吸器外科
心臓血管外科
脳神経外科
眼科
整形外科
形成外科

整形外科

> 手術部位が全身に
> わたり、術式も多い

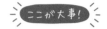

　整形外科は手術部位が多様なため、術式も多く、習得するまで時間を要します。脊椎手術、関節鏡手術、手の手術、人工関節手術など、**術式の基本的な部分をおさえてから応用へ広げていく**と習得しやすいと思います。

整形外科の特徴

特徴	看護のポイント
患者さんは ADL に苦痛を伴い改善を求めている	・疼痛や動作時の違和感、しびれなどの苦痛症状があり受診し、手術療法を選択している場合が多いです ・現在の症状を改善したいという期待があることを理解してかかわる必要があります
特殊器械を使用するため取り扱いを熟知する	・インプラントを挿入する手術は専用の特殊器械を使って行います ・組み立てて使用する物品も多いため、取り扱いを熟知する必要があります
解剖生理を熟知する	・整形外科は骨、筋肉、腱、関節と手術する身体の部位が多種多様です ・それぞれの部位は、役割によって再建方法や固定方法が異なり、解剖生理を熟知することで円滑な器械出しにつながります
対象が小児から高齢者まで幅広い	・先天性の奇形から高齢者の骨折まで、対象年齢は幅広いです ・全身麻酔の場合、それぞれの基礎疾患を把握し、対応を行います
手術後のリハビリテーションまで含めて一連の治療である	・整形外科は、手術後にリハビリテーションが順調に進んではじめて治療の効果が発揮されます ・術前訪問時は周術期の一連の流れを理解し、患者さんの心理支援、意思決定支援を行います

整形外科の解剖生理

【上肢の動脈と神経】（前面）

Kワイヤー、プレート固定の際、X線では血管は見えないので術中出血に注意

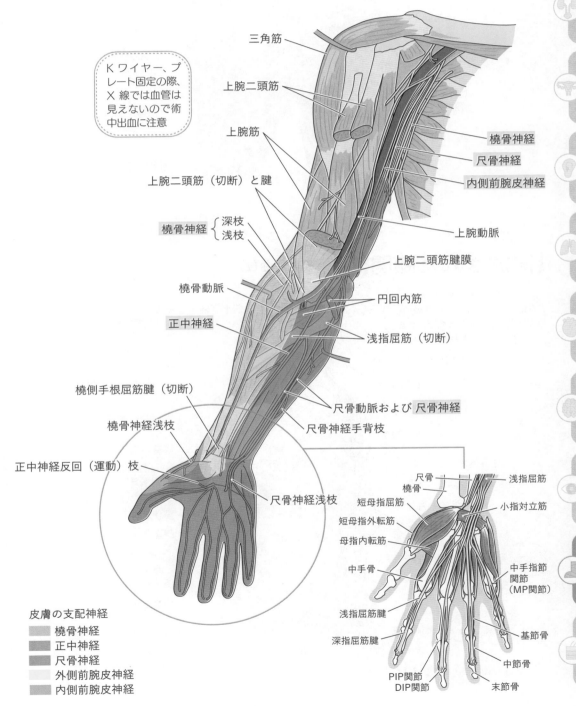

- 三角筋
- 上腕二頭筋
- 上腕筋
- 上腕二頭筋（切断）と腱
- 橈骨神経 { 深枝 / 浅枝
- 橈骨動脈
- 正中神経
- 橈側手根屈筋腱（切断）
- 橈骨神経浅枝
- 正中神経反回（運動）枝
- 尺骨神経浅枝
- 橈骨神経
- 尺骨神経
- 内側前腕皮神経
- 上腕動脈
- 上腕二頭筋腱膜
- 円回内筋
- 浅指屈筋（切断）
- 尺骨動脈および 尺骨神経
- 尺骨神経手背枝

- 尺骨
- 橈骨
- 短母指屈筋
- 短母指外転筋
- 母指内転筋
- 中手骨
- 浅指屈筋腱
- 深指屈筋腱
- PIP関節
- DIP関節
- 浅指屈筋
- 小指対立筋
- 中手指節関節（MP関節）
- 基節骨
- 中節骨
- 末節骨

皮膚の支配神経
- 橈骨神経
- 正中神経
- 尺骨神経
- 外側前腕皮神経
- 内側前腕皮神経

消化器外科
泌尿器科
婦人科・産科
耳鼻咽喉科
呼吸器外科
心臓血管外科
脳神経外科
眼科
整形外科
形成外科

【肩関節の周囲】

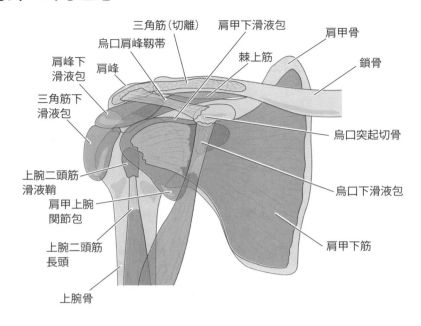

三角筋（切離）
肩甲下滑液包
烏口肩峰靱帯
棘上筋
肩甲骨
鎖骨
肩峰下滑液包
肩峰
三角筋下滑液包
烏口突起切骨
上腕二頭筋滑液鞘
烏口下滑液包
肩甲上腕関節包
肩甲下筋
上腕二頭筋長頭
上腕骨

【開放された膝関節】（軽度屈曲位）

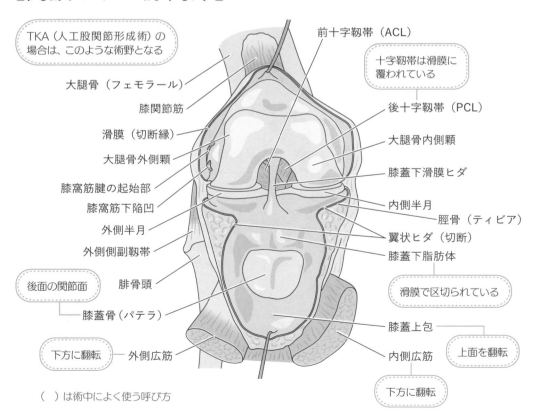

TKA（人工股関節形成術）の場合は、このような術野となる
前十字靱帯（ACL）
十字靱帯は滑膜に覆われている
大腿骨（フェモラール）
膝関節筋
後十字靱帯（PCL）
滑膜（切断縁）
大腿骨内側顆
大腿骨外側顆
膝蓋下滑膜ヒダ
膝窩筋腱の起始部
膝窩筋下陥凹
内側半月
外側半月
脛骨（ティビア）
外側側副靱帯
翼状ヒダ（切断）
膝蓋下脂肪体
後面の関節面
滑膜で区切られている
腓骨頭
膝蓋骨（パテラ）
膝蓋上包
下方に翻転
外側広筋
内側広筋
上面を翻転
下方に翻転

（　）は術中によく使う呼び方

【開放された股関節】（外側面）

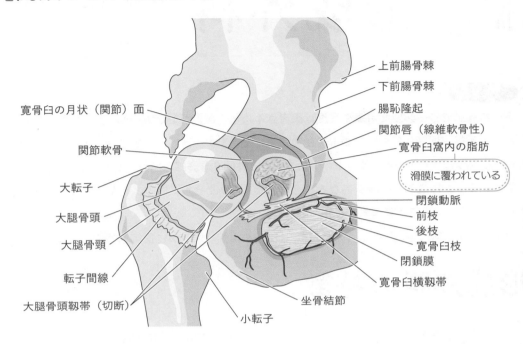

- 寛骨臼の月状（関節）面
- 関節軟骨
- 大転子
- 大腿骨頭
- 大腿骨頭
- 転子間線
- 大腿骨頭靭帯（切断）
- 小転子
- 坐骨結節

- 上前腸骨棘
- 下前腸骨棘
- 腸恥隆起
- 関節唇（線維軟骨性）
- 寛骨臼窩内の脂肪
  - 滑膜に覆われている
- 閉鎖動脈
- 前枝
- 後枝
- 寛骨臼枝
- 閉鎖膜
- 寛骨臼横靭帯

【腰椎の全体像】（左側面）

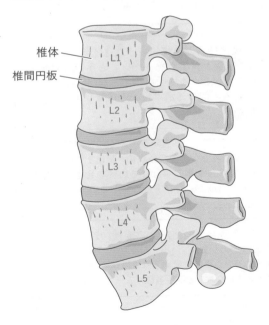

- 椎体
- 椎間円板
- L1
- L2
- L3
- L4
- L5

【第2腰椎】（上面）

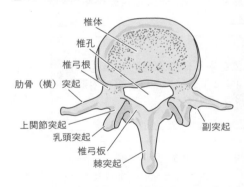

- 椎体
- 椎孔
- 椎弓根
- 肋骨（横）突起
- 上関節突起
- 乳頭突起
- 椎弓板
- 棘突起
- 副突起

【第3、第4腰椎】（後面）

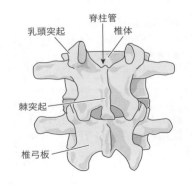

- 乳頭突起
- 脊柱管
- 椎体
- 棘突起
- 椎弓板

消化器外科
泌尿器科
婦人科・産科
耳鼻咽喉科
呼吸器外科
心臓血管外科
脳神経外科
眼科
整形外科
形成外科

10 形成外科

手術部位が複数に分かれ、手術が同時に行われる

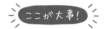 ここが大事!

　1つの疾患でも、必要な治療の程度は患者さんによりさまざまです。また手術部位が複数に分かれ、手術が同時に行われるのも特徴の1つになります。器械出し看護師は1名しかいないため、物品の管理やガーゼカウントの場合などは、外回り看護師と協力して行いましょう。

　術式によっては清潔レベルが異なる場合も少なくありません。このような場合は、器械が混ざらないように、正確に管理する必要があります。

　術中の体位変換がある場合は、事前に覆布掛けはどのようにするのかを医師と調整しておきましょう。

形成外科の特徴

特徴	看護のポイント
対象は小児、先天性疾患が多い	・口唇・口蓋裂、四肢の奇形、小耳症など先天性疾患の小児患者が多く、両親に対する対応も看護ケアの一環です
患者さんは整容目的で手術を行うことも多いため、手術への期待度が強い	・患者さんは、成容目的で手術を行うことも多く、「きれいに治したい」「今よりよくなりたい」と手術に対する期待感が強いことがあります ・患者さんが求める理想の治療は何かを情報収集し、かかわるようにします
対象疾患や術式も多岐にわたるため、全身の解剖生理の知識が必要である	・手術部位は、皮膚のみならず全身の軟骨や骨にまで至ります ・再建手術などの場合は遊離皮弁による血管吻合も行うため、幅広い解剖生理の知識が必要です
再建手術は切除範囲により異なるため、医師と情報収集を密に行い手術物品を準備しておく	・再建手術は切除範囲により、植皮の必要性、皮弁の採取など多種多様な方法があります ・医師と情報を共有し、事前に考えられる再建のバリエーションをブリーフィングしておくと手術当日スムーズに対応できます
同一疾患に対して、複数回に分けて段階的に手術を行うことがある	・エキスパンダー挿入や局所陰圧閉鎖療法、口唇・口蓋裂、小耳症など段階的に手術を行う場合があります ・術式だけの確認では細かな手術内容まで把握できません。「何回目の手術で、今日は何をするのか」を確認すると、必要な器械が準備できます

消化器外科

泌尿器科

婦人科・産科

耳鼻咽喉科

呼吸器外科

心臓血管外科

脳神経外科

眼科

整形外科

形成外科

\手術看護で必ずおさえておきたい/

形成外科の解剖生理

【皮膚の構造】

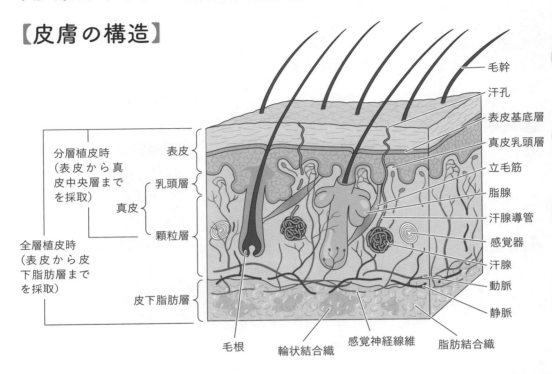

分層植皮時
（表皮から真皮中央層までを採取）

全層植皮時
（表皮から皮下脂肪層までを採取）

表皮

真皮 — 乳頭層 / 顆粒層

皮下脂肪層

毛幹
汗孔
表皮基底層
真皮乳頭層
立毛筋
脂腺
汗腺導管
感覚器
汗腺
動脈
静脈

毛根
輪状結合織
感覚神経線維
脂肪結合織

【頭蓋・顔面骨】（前方から）

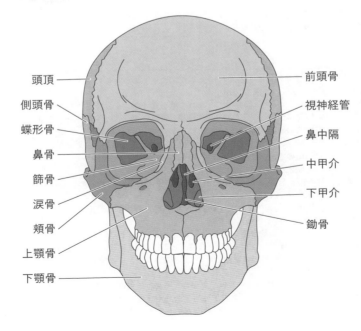

頭頂
側頭骨
蝶形骨
鼻骨
篩骨
涙骨
頬骨
上顎骨
下顎骨

前頭骨
視神経管
鼻中隔
中甲介
下甲介
鋤骨

【皮弁】

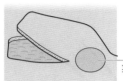

皮弁とは、皮膚組織を弁状にしたもの
局所皮弁・有茎皮弁は、皮弁の根元が体部にくっついていて、
皮弁全体の血行はここから供給される

茎部という

皮弁の分類 ─┬─ 無軸皮弁
　　　　　　　　皮弁内の血行は、ランダム・パターンである
　　　　　　　└─ 軸走皮弁
　　　　　　　　1本、もしくは複数の優位な血管を有する
　　　　　　　　皮弁のこと

局所皮弁

皮膚欠損部の近くで作製される
小さな皮弁

基本となる
3つの方法

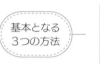

①伸展皮弁　②横転皮弁　③回転皮弁

Z形成術

目的（延長効果、部位の交換、凹凸の改善、視覚的錯覚）

延長効果

リンバーグ皮弁

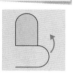

横転皮弁の1つ
こっちにずらす
ここを切開して
皮膚欠損部

V−Y形成術

皮膚欠損部　伸展皮弁の1つ
ここを切開
上にずらす
V字型の皮弁を作り
Y字型状に仕上げる

有茎皮弁

血管を切り離さずに皮弁をずらすため、移動
できる範囲には限界がある

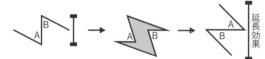

よくある皮弁：広背筋皮弁、腹直筋皮弁、鼠径皮弁、
　　　　　　　大殿筋皮弁、薄筋皮弁、浅側頭筋皮弁

遊離皮弁

皮弁を切り離して移植を行うこと
遊離皮弁は血行がないため、移植する場所の近くの血管
（動静脈）と吻合することで血流を再開させることができる

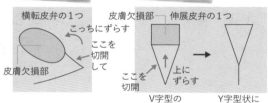

よくある皮弁：前腕皮弁、腹直筋皮弁、広背筋皮弁、
　　　　　　　前外側大腿皮弁

引用・参考文献

1）小西敏郎監修：イラスト＆画像で各科の手術がバッチリ！オペナースのための"イイトコ取り"解剖図．オペナーシング 2018 年秋季増刊，メディカ出版，大阪，2018．
2）F. H. ネッター著，相磯貞和訳：ネッター解剖学アトラス　原書第 4 版．南江堂，東京，2007．
3）日本産科婦人科学会・日本病理学会編：子宮体癌取扱い規約 病理編 第 4 版．金原出版，東京，2017：16-19．
4）小島博己編：解剖から主要手術の看護のポイントまで！耳鼻咽喉科の手術看護パーフェクトマニュアル．オペナーシング 2015 年臨時増刊，メディカ出版，大阪，2015．
5）岡田守人編：解剖から主要手術の看護のポイントまで！呼吸器外科の手術看護パーフェクトマニュアル．オペナーシング 2015 年臨時増刊，メディカ出版，大阪，2015．
6）下村嘉一編：解剖から主要手術の看護のポイントまで！眼科の手術看護パーフェクトマニュアル．オペナーシング 2015 年臨時増刊，メディカ出版，大阪，2015．
7）万代昌紀編：解剖から主要手術の看護のポイントまで！産科・婦人科の手術看護パーフェクトマニュアル．オペナーシング 2018 年臨時増刊，メディカ出版，大阪，2018．
8）日本麻酔科学会・周術期管理チーム委員会編：周術期管理チームテキスト 第 3 版．日本麻酔科学会，2016．
9）堀隆樹監修，中村喜次，塩野昌代編：やさしくわかる心臓血管外科．照林社，東京，2018．
10）日本脳卒中学会 脳卒中ガイドライン 2015［追補 2019］委員会編：脳卒中治療ガイドライン 2015［追補 2019］．日本脳卒中学会，2019．
11）波多野武人編著：まるごと図解 ケアにつながる脳の見かた．照林社，東京，2016．
12）日本整形外科学会，日本手外科学会監修，日本整形外科学会診療ガイドライン委員会，日本整形外科学会橈骨遠位端骨折診療ガイドライン策定委員会編：橈骨遠位端骨折診療ガイドライン 2017 改訂第 2 版．南江堂，東京，2017．

手術関連で
よく使う薬

手術室でよく使用する、
おさえておきたい薬剤を種類ごとにまとめました。
手術室では、手術のために麻酔をかけるという
特徴があります。
麻酔をかけることによって、
生体内ではさまざまな変化が起こります。
それに伴い、患者さんの基礎疾患や年齢によって、
症状の予防的投与や、
症状に対する対応に使用する薬剤があります。
すべてを覚えるのは難しいですが、使用頻度が多い、
緊急時に使用する薬剤は頭に入れておきましょう。

全身麻酔でよく使用する薬剤

静脈麻酔薬・鎮静薬

主な商品名 （一般名）	作用	副作用	使用量	備考・注意点
1％ディプリバン®注・キット （プロポフォール）	全身麻酔の導入および維持	低血圧、舌根沈下、重篤な徐脈、心収縮不全、注射時の血管痛	0.4 ～ 1.0 mL/kg/ 時の投与速度で適切な麻酔深度が得られる通常、目標血中濃度3.0 ～ 6.0 μg/mL 投与開始1～3分後で就眠が得られる。高齢者にはより低い血中濃度で投与を開始すること	使用禁止 卵、大豆アレルギー 禁忌 妊産婦 ●専用のシリンジポンプを使用して投与する
1％プロポフォール注「マルイシ」 （プロポフォール）	全身麻酔の導入	低血圧、舌根沈下、重篤な徐脈、心収縮不全、注射時の血管痛	全身麻酔の導入：通常、成人には0.5 mg/kg/10 秒の速度で、患者の全身状態を観察しながら、就眠が得られるまで静脈内に投与する。本剤0.20 ～ 0.25 mL/kg（2.0 ～ 2.5 mg/kg）で就眠が得られる	使用禁止 卵、大豆アレルギー 禁忌 妊産婦
イソゾール注射用0.5g （チアミラールナトリウム）	超短時間型麻酔薬全身麻酔時の導入、電撃療法の麻酔導入	呼吸停止、呼吸抑制、ショックなど	0.5 g を蒸留水20 mLで溶解 全身麻酔導入：最初2 ～ 4 mL を患者の状態により追加量を決定する 使用量は年齢や体重とは関連が少ない	禁忌 ショック、大出血による循環不全、重症心不全、重症気管支喘息
プレセデックス® （デクスメデトミジン塩酸塩）	抜管後の鎮静 ※局所麻酔下における非挿管での手術および処置時の鎮静	低血圧、高血圧、徐脈、心室細動、心停止、特に血圧変動に注意	プレセデックス2 mLに対し生理食塩水48 mL を加え50 mL（4 μg/mL）にする 初回量6 μg/kg/ 時で10 分間静注後、0.2 ～ 0.7 μg/kg/ 時で持続静注	●呼吸抑制がない鎮痛薬 慎重投与 心血管系障害、透析患者
ドルミカム® （ミダゾラム）	全身麻酔の導入および維持、麻酔前投薬	無呼吸、呼吸抑制、舌根沈下	麻酔前投薬：0.08 ～ 0.10 mg/kg 筋注 麻酔導入および維持：0.15 ～ 0.30 mg/kg 静注	反応は個人差があり、背景を考慮し投与量を決定する特に舌根沈下を起こしやすい。一般的なバイタルサインを十分に観察すること

麻薬性鎮痛薬

主な商品名 （一般名）	作用	副作用	使用量	備考・注意点
フェンタニル注射液 （フェンタニルクエン酸塩）	オピオイド全身麻酔時の鎮痛	呼吸抑制、悪心・嘔吐、無呼吸、掻痒感、多幸感など	導入：0.4 ～ 3 mL/kg 緩徐に静注	禁忌 筋弛緩薬使用禁忌の患者、頭部外傷、脳腫瘍などによる昏睡状態、けいれん発作、喘息 ●硬膜外麻酔持続注入時使用することもある

※上記は 2020 年 3 月現在の情報です。薬剤の使用にあたっては、個々の添付文書を参照し、適応・用量等は常にご確認ください。
また薬剤は原則添付文書をもとに使用しますが、臨床上適応外で使用する場合もあります。

主な商品名 （一般名）	作用	副作用	使用量	備考・注意点
アルチバ® （レミフェンタニル塩酸塩）	麻薬性鎮痛薬 全身麻酔の導入・維持期の鎮痛、オピオイド	急速・過剰投与では筋硬直、呼吸抑制等、血圧低下、徐脈を起こしやすい	導入：0.5 μg/kg/分持続注入 維持：0.25 μg/kg/分2〜5分間、最大2 μg/kg/分まで	●添加物にグリシンを含むため硬膜外腔およびクモ膜下への投与は行わない（直接脊髄に投与すると、神経伝達物質としての作用を発揮してしまうため）
モルヒネ塩酸塩 （モルヒネ塩酸塩水和物）	オピオイド 激しい疼痛時の鎮痛・鎮静	呼吸抑制、無気肺、気管支けいれん、咽頭浮腫、不整脈、血圧変動など	0.1 〜 0.4 mg/kg、麻酔の補助として静注することがある	禁忌 重篤な呼吸抑制、肝障害、気管支喘息発作中
ケタラール®静注用200mg （ケタミン塩酸塩）	全身麻酔薬 麻酔・鎮痛作用	夢（悪夢）を見やすい	静注用：アトロピンの前投薬後、初回1〜2mg/kg 緩徐に静注	禁忌 脳血管障害、高血圧、緑内障 ●イソゾールとの混合は避ける
レペタン® （ブプレイルフィン塩酸塩）	強力かつ長時間の鎮痛薬 麻酔補助	呼吸抑制、血圧低下、舌根沈下など	麻酔補助には 0.2〜0.4 mg（4〜8μg/kg）を麻酔導入時に静注	禁忌 重篤な呼吸抑制・肺機能障害、重篤な肝障害、頭部外傷、意識混濁、頭蓋内圧上昇
非麻薬性鎮痛薬				
アセリオ （アセトアミノフェン）	中枢神経系用薬 解熱・鎮痛薬	特異的な副作用はなし	1回300〜1000 mgを15分かけて静脈内投与。投与間隔は4〜6時間以上とする	●投与後約15分で鎮痛効果が出現し始める。NSAIDsとオピオイドのいいとこどりの鎮痛薬 禁忌 肝障害、過敏症
アンヒバ®坐剤・小児用 （アセトアミノフェン）	中枢神経系用薬 小児領域の解熱鎮痛	特異的な副作用はなし	乳児、幼児および小児には体重1kgあたり1回10〜15 mgを直腸内に挿入する。投与間隔は4〜6時間以上あける ・体重5kg/回 　50〜75 mg ・体重10 kg/回 　100〜150 mg ・体重20 kg/回 　200〜300 mg	禁忌 消化性潰瘍、心機能不全、アスピリン喘息 ●投与後約15分で鎮痛効果が出現し始める
ロピオン® （フルルビプロフェンアキセチル）	NSAIDs（プロピオン酸系）	アナフィラキシー様症状、ショック、けいれん、喘息発作など	1回50 mgをできるだけ緩徐に静注	禁忌 消化性潰瘍、重篤なアスピリン喘息、腎機能低下
筋弛緩薬				
エスラックス® （ロクロニウム臭化物）	末梢弛緩性筋弛緩薬 麻酔時、気管挿管時の筋弛緩	ショック、アナフィラキシー様症状、遷延性呼吸抑制、気管支けいれん、徐脈、紅斑、低血圧など	0.6 mg/kg 静注。必要に応じ 0.1〜0.2 mg/kg 追加。持続注入：7μg/kg/分。最大 0.9 mg/kg まで	●作用発現時間が早く、ブリディオン®で拮抗される 禁忌 臭化化合物過敏症、筋無力症候群
スキサメトニウム （スキサメトニウム塩化物水和物）	麻酔時の筋弛緩、電撃療法の筋弛緩等に使用する。 （神経終板にはたらき、持続的脱分極を起こし、筋弛緩作用を発揮）	術後筋肉痛、高カリウム血症、眼圧・胃内圧の上昇、悪性高熱症、小児や追加投与時に徐脈	1回10〜60 mg 静注する	●緊急時あるいは短時間の筋弛緩を得たいときに使用する 原則禁忌 ジギタリス中毒の既往あり、広範性挫滅性外傷、四肢麻痺、重症熱傷、尿毒症、最近ジギタリスを投与された患者、緑内障 禁忌 過敏症の既往歴あり

主な商品名 （一般名）	作用	副作用	使用量	備考・注意点
吸入麻酔薬				
スープレン吸入麻酔液 （デスフルラン）	全身麻酔の維持	悪性高熱、高カリウム血症、重篤な不整脈、ショック、アナフィラキシー様症状、結節性不整脈、血圧低下、凝血異常、低カリウム血症など	3.0％の濃度で開始し、7.6％以下の濃度で外科的手術に適切な麻酔深度が得られる	●気道刺激性が強いため、全身麻酔の維持にのみ使用し、導入には使用しない 禁忌 悪性高熱の既往歴または血族に悪性高熱の既往歴あり
セボフルラン吸入麻酔液 （セボフルラン）	全身麻酔の導入・維持 （ハロゲン化麻酔薬）	悪性高熱、ショック、アナフィラキシー様症状、けいれん、不整脈、血圧変動、心電図異常など	導入：0.5〜5％ 維持：最小有効濃度で外科的麻酔状態を維持。4％以下	●気道刺激性が少なく麻酔導入に使用される。緩徐導入時には一時的に興奮状態になる興奮期が存在する ●酸素・亜酸化窒素などと併用する 禁忌 以前にハロゲン化麻酔薬で黄疸または原因不明の発熱などの症状が出現したことのある患者
拮抗薬				
ナロキソン塩酸塩静注0.2mg （ナロキソン塩酸塩）	麻酔による呼吸抑制、麻酔による覚醒遅延の改善 オピオイド拮抗薬	血圧上昇、頻脈、悪心・嘔吐など	1回0.2 mgを静注。効果不十分の場合、さらに2〜3分間隔で0.2 mgを1〜2回追加投与する	慎重投与 高血圧、心疾患（麻薬などによる抑制が急激に拮抗されると血圧上昇、頻脈などを起こす恐れがある） 禁忌 非麻薬性中枢神経抑制剤による呼吸抑制または病的原因による呼吸抑制あり
アネキセート®注射液0.5mg （フルマゼニル）	ベンゾジアゼピン系薬（ドルミカム®）による鎮静の解除、呼吸抑制の改善	ショック、興奮、血圧上昇、頻脈、過換気など	初回0.2 mg緩徐に静注。投与後4分以内に覚醒が得られなければ0.1 mg追加、以降は必要に応じて0.1 mgずつ1 gまで	●半減期が短いため再鎮静に注意する（ベンゾジアゼピン系薬よりも半減期が短い。またアネキセートの薬効がきれると再び鎮静されてしまう） 禁忌 ベンゾジアゼピン系過敏症
ブリディオン® （スガマデクスナトリウム）	筋弛緩回復剤 ロクロニウム臭化物（エスラックス）による筋弛緩状態からの回復	ショック、アナフィラキシーなど	浅い筋弛緩状態では1回2 mg/kgを、深い筋弛緩状態では1回4 mg/kgを静脈内投与する。また、ロクロニウム臭化物の挿管用量投与直後では1回16 mg/kgを静脈内投与する	●スキサメトニウムの作用拮抗には用いない 禁忌 本剤の成分に過敏症の既往がある患者
プロタミン硫酸塩静注用100mg「モチダ」 （プロタミン硫酸塩）	ヘパリン拮抗薬 ヘパリン過量投与時の中和	ショック、急速投与により呼吸困難、肺高血圧症、血圧低下など	ヘパリン1000単位に対して10〜15 mgを投与。50 mg/回を超えない量を生理食塩水、ブドウ糖注射液100〜200 mLに希釈。10分以上かけて静注	●活性化凝固時間（ACT）を拮抗前後に測定する

主な商品名（一般名）	作用	副作用	使用量	備考・注意点
昇圧薬				
ドブトレックス®ドブポン®（ドブタミン塩酸塩）	昇圧薬β刺激薬肺血管の拡張心臓大血管手術、心筋症、心不全、心原性ショック	不整脈、血圧低下、血糖上昇、過度の血圧上昇、動悸など	1〜20 μg/kg/分にて持続投与	●敗血症における低心拍出量状態の患者で心収縮力を増加させたいときに使用する●血管拡張作用もあり、血圧維持は保障できない●心筋虚血を強める恐れがある 慎重投与 心房粗動・細動（頻脈をきたしやすくなるため） 禁忌 閉鎖性肥大型心筋症（左室流出路の閉塞が増強されるため）
ノルアドリナリン®（ノルアドレナリン）	強力な血管収縮・強心薬敗血症性ショック、心筋梗塞や人工心肺後の低血圧に使用される	過度の昇圧反応、不整脈、心停止・徐脈など	0.01 μg/kg/分単位で調節ができるように希釈する。重度の血圧低下には10〜20 mLに希釈し1 mLずつ投与持続投与：0.02〜0.3 μg/kg/分を中心静脈より投与。トータル50 mLをシリンジポンプで投与していく	●血管収縮により臓器の虚血を起こすことがあるため、末梢組織が循環不全を起こして壊死に陥る徴候はないか観察する●ドパミン塩酸塩（イノバン®）やフェニレフリン塩酸塩（ネオシネジン）と投与しても収縮期血圧70 mmHgを保てない重症のショックの治療に用いられる 併用禁忌 他のカテコラミン製剤との併用、ハロゲン含有吸入麻酔薬（セボフルラン、デスフルラン） 禁忌 心室頻拍（心室頻拍の悪化と心拍出量・脳血流量の減少が生じるため）
イノバン®（ドパミン塩酸塩）	カテコラミン製剤低用量：腎血流量増加高用量：血圧上昇	末梢虚血、不整脈、静脈炎など	・1〜5 μg/kg/分で点滴静注・20 μgまで増量可である	●血管に漏れると組織壊死を起こす●人工心肺の離脱時に使用することがある低用量：3 μg/kg/分中用量：5〜10 μg/kg/分高用量：10 μg/kg/分 禁忌 褐色細胞腫
ミルリーラ®注射液 10mg（ミルリノン）	他の薬剤で効果が不十分な急性心不全	心室細動、心室頻拍、血圧低下、心房細動、心室期外収縮など	そのまままたは生理食塩水で希釈し、50 μg/kgを10分かけ静注必要に応じて0.5 μg/kg/日で持続静注	禁忌 肥大型閉塞性心筋症
エフェドリン（エフェドリン塩酸塩）	β刺激薬血圧上昇作用、気管支拡張作用	血清カリウム低下、心室細動、心室頻拍、冠攣縮、心悸亢進、血圧上昇など	1回4〜8mg 静注	●麻酔中の血圧低下に対してまず試みられる昇圧薬 禁忌 カテコラミン投与中
ネオシネジンコーワ注（フェニレフリン塩酸塩）	末梢血管収縮による昇圧を行う。冠動脈疾患や大動脈弁狭窄症など、頻脈を避けて血圧を上昇させたいときに使用する	血圧異常上昇、反射性徐脈、呼吸困難など	0.1 mg/1 mLになるように希釈して1〜2 mLずつ静脈内投与。0.1 μg/kg/分にて持続投与	禁忌 カテコールアミン投与中、心室細動、心室頻拍、冠動脈攣縮またはその既往歴がある患者。不整脈・心肺停止を起こすことがあるため、症状が悪化または再発する恐れがある

主な商品名 （一般名）	作用	副作用	使用量	備考・注意点
ボスミン®注 （アドレナリン）	アドレナリン注射液 ショック時の補助治療、心停止の蘇生薬	肺水腫、不整脈、血圧異常上昇、呼吸困難、心停止、発疹など	ショック時の補助治療：静注初回投与量1mg/分 心停止の補助治療：成人静注1mg、20mLの生理食塩水で後押し、3〜5分ごと 小児静注：0.01 mg/kg、気管内0.1 mg/kg 新生児静注：0.01〜0.03 mgを3〜5分ごと	慎重投与 カテコラミン製剤の併用、心室性不整脈、甲状腺機能亢進症、糖尿病 禁忌 耳介、指趾、陰茎への投与
アドレナリン注0.1%シリンジ「テルモ」 （アドレナリン）	強心、血圧上昇、気管支拡張 気管支喘息手術時の局所出血、急性低血圧、ショック、心停止時の補助薬	呼吸困難、心停止、心悸亢進、不整脈、発疹など	1回0.25 mg以下静注 小児：1回0.01 mg静注 心停止時は0.5〜1 mgまで静注	●イノバン®、ドブポン®で循環機能を維持できないときの循環補助 禁忌 ドロレプタン、コントミン、カテコラミン製剤、アドレナリン作動薬の投与中
降圧・血管・冠血管拡張薬				
シグマート®注 （ニコランジル）	不安定狭心症と急性心不全の治療薬 術中心筋虚血の予防・治療	血圧低下、心拍数増加など	生理食塩水か5%ブドウ糖液で希釈して0.01〜0.03 %溶液とし、2mg/時で点滴静注開始、適宜調整する	●薬剤耐性を生じにくく、長時間持続投与が可能。冠動脈拡張作用に比べて体血管拡張作用が弱く、血圧や心拍数への影響が少ない 禁忌 原発性肺高血圧症、右室梗塞、脱水、神経循環無力症、閉塞隅角緑内障
プロスタンディン®点滴静注用500μg （アルプロスタジルアルファデクス）	外科手術時の低血圧維持（高血圧症または軽度の虚血性心疾患を合併する場合）、外科手術時の異常高血圧の緊急処置	ショック、心電図異常（ST上昇・低下、T波逆転・平低化）頻脈、低血圧、不整脈）静脈炎など	持続注入：0.02〜0.2 μg/kg/分で調整	禁忌 重症の動脈硬化症および脳に高度な循環障害のある患者、非代償性の高度の出血、ショック状態および呼吸不全の患者、未治療の貧血患者、妊娠または可能性のある女性
ペルジピン® （ニカルジピン塩酸塩）	注射用Ca拮抗剤 手術時の異常高血圧の緊急処置（降圧作用）血管平滑筋細胞に対して作用する	低酸素血症、呼吸困難、頻脈、血圧低下、肺動脈圧の上昇、心室頻拍（急性心不全時）、チアノーゼ（急性心不全時）、心室性期外収縮、体温の上昇、尿量減少など	ボーラス投与：0.2〜1 mgを静注、持続注入：0.5〜6μg/kg/分で投与	禁忌 大動脈弁狭窄、僧帽弁狭窄、肥大型閉塞性心筋症、心原性ショック、急性心不全において発症直後で病態が安定していない重篤な急性心筋梗塞、頭蓋内圧亢進
ミオコール® （ニトログリセリン）	手術時の低血圧維持 手術時の異常高血圧の救急処置 急性心不全 不安定狭心症	血圧低下、心拍出量低下、頻脈、不整脈、酸素分圧低下など	そのまままたは生理食塩水、ブドウ糖注射液で0.005〜0.05 %（50〜500 μg/mL）に希釈し点滴静注する 塩化ビニルの輸液セットに吸着されるため点滴時にはポリエチレン製やポリプロピレン製の輸液セットを使用する	禁忌 硝酸系薬過敏症、閉塞隅角緑内障、高度貧血、脳出血、脳に機能障害・循環障害

主な商品名 （一般名）	作用	副作用	使用量	備考・注意点
ニトロール® （硝酸イソソルビド）	不安定狭心症 冠動脈攣縮寛解	ショック、心室細動、頻脈、血圧低下、酸素分圧低下、めまい、頭痛、嘔気、嘔吐など	原液もしくは生理食塩水、5％ブドウ糖液などで希釈して1.5〜10 mg/時で点滴静注	禁忌 重篤な低血圧、心原性ショック、右室梗塞、脱水、神経循環無力症、閉塞隅角緑内障、頭部外傷、脳出血
ヘルベッサー® （ジルチアゼム塩酸塩）	Ca拮抗剤 頻脈性不整脈（上室性） 手術時の異常高血圧の緊急処置	完全房室ブロック、高度徐脈、低血圧	使用用途によるが生理食塩水、5％ブドウ糖液などで希釈して1回に10 mgを3分かけて静注	禁忌 低血圧、ショック、房室ブロック、洞不全症候群、洞停止、重篤なうっ血性心不全、重篤な心筋症
抗不整脈薬				
アトロピン硫酸塩 （アトロピン硫酸塩水和物）	徐脈性の不整脈の改善	アナフィラキシー様症状、心悸亢進、呼吸障害など	0.005〜0.01 mg/kg静注	禁忌 緑内障、前立腺肥大、麻痺性イレウス
アンカロン®注 （アミオダロン塩酸塩）	心室細動、心室頻拍など生命に危険な不整脈で難治性のもの。電気的除細動に抵抗性の心室細動の患者では第1選択	不整脈の悪化、心停止、血圧低下、徐脈、心不全など	最大量として1日の総投与量は1.250 mgを超えないこと。および投与濃度は2.5 mg/mLを超えないこと症状に応じて適宜増減、追加	禁忌 洞性徐脈、洞房ブロック、ペースメーカー装着患者、ヨウ素過敏症
静注用キシロカイン® （リドカイン塩酸塩）	心室性期外収縮に対して第1選択薬	完全房室ブロック、洞房徐脈、ショック、けいれん、悪性高熱など	1 mg/kg静注するその後5％ブドウ糖500 mL液、生理食塩水などで希釈して1〜2 mg/kg/時の速度で持続投与	●高度の洞性徐脈あるいは房室ブロックなどの徐拍性不整脈とともに心室性不整脈（期外収縮、頻拍）が認められる場合は、心臓ペースメーカーによって心拍数を増加させ投与する 禁忌 重篤な刺激伝導障害
ワソラン® （ベラパミル塩酸塩）	頻脈性不整脈	心不全、洞停止、房室ブロック、徐脈、意識消失、皮膚障害など	0.05〜0.1 mg/kg。ブドウ糖液などで希釈して5分以上かけてゆっくり静注	●心疾患患者。β遮断薬を使用すると心筋収縮の低下が増強するため併用は控える ●血圧降下薬との併用も低血圧を起こす危険がある
シンビット® （ニフェカラント塩酸塩）	抗不整脈薬 （心室頻拍、心室細動時）	不整脈、洞停止など	1回0.3 mg/kgを5分間かけて静注する	●直前の投与後2時間以上の間隔をあけて投与する 禁忌 アンカロン投与中
リスモダン®P （ジソピラミドリン酸塩）	抗不整脈薬 発作性上室性頻拍 心房細動 上室性期外収縮	心停止、心室細動・粗動、心室頻拍、房室ブロック、洞停止、心不全悪化、低血糖、徐脈、血圧低下など	1〜2 mg/kg静注。必要に応じて生理食塩水やブドウ糖注射液などで希釈して5〜10分かけてゆっくり静注 小児：1〜2 mg/kgを5分以上かけて静注	併用注意 エリスロマイシン、β遮断薬 禁忌 高度の房室・洞房ブロック、うっ血性心不全、緑内障、前立腺肥大で排尿障害あり
オノアクト®点滴静注用50mg （ランジオロール塩酸塩）	β遮断薬 手術時の頻脈性不整脈（心房細動、洞性頻脈）	ショック、心停止、完全房室ブロック、洞停止、高度徐脈、血圧低下、ST低下など	0.125 mg/kg/分で1分間持続静注後、0.04 mg/kg/分で持続静注 0.06 mg/kg/分で持続静注後0.02 mg/kg/分で持続静注。5〜10分をめやすに徐拍作用が得られない場合に0.125 mg/kg/分で1分間持続静注後、0.04 mg/kg/分で持続静注	禁忌 心原性ショック、アシドーシス、洞不全症候群、房室ブロック（II度以上）、肺高血圧による右心不全、うっ血性心不全、褐色細胞腫

主な商品名 （一般名）	作用	副作用	使用量	備考・注意点
抗凝固薬				
ヘパリン Na （ヘパリンナトリウム）	人工心肺その他の体外循環装置使用時の血液凝固の防止、血管カテーテル挿入時の血液凝固の防止	出血傾向、出血	抗凝固療法（DIC）：5,000 ～ 10,000 単位（100 単位 /kg）を急速に静注、その後 5 ～ 15 単位 /kg/ 時で持続点滴（全血凝固時間が正常値の 2 ～ 3 倍、PT、APTT は正常の 1.5 ～ 2 倍に調節する）	禁忌 出血のみられるとき、重篤な肝障害・腎障害、本剤に過敏症のある患者
止血薬				
トランサミン®注 （トラネキサム酸）	全身性・局所性の線溶亢進が関与すると考えられる出血傾向や異常出血に対して使用する止血薬	ショック、アナフィラキシー様症状など	術中必要に応じ 1 回 500 ～ 1,000 mg を静注または 500 ～ 2,500 mg 点滴静注	禁忌 血栓症のある患者や静脈血栓症の生じやすい状態にある患者
アドナ®注 （カルバゾクロムスルホン酸ナトリウム水和物）	毛細血管抵抗性の減弱による手術中・術後の異常出血	ショック、アナフィラキシー、注射部位の硬結、発疹など	1 回 10 mg 皮下・筋注 または 25 ～ 100 mg/ 日静注・点滴静注	禁忌 本剤に過敏症のある患者
ケイツー®N 静注（メナテトレノン）	ビタミンの不足で凝固因子が欠乏している状況で使用。胆道閉鎖、胆汁分泌不全による低プロトロンビン血症など	ショック、発疹など	1 日 1 回 10 ～ 20 mg を静注または筋注。症状に応じて 1 日 50 mg まで増量	●重篤な出血がみられる場合には、投与とともに新鮮凍結血漿の輸注などの適切な処置を行う 禁忌 ワーファリン投与中、ビタミン K 依存性凝固因子の異常
抗糖尿病薬				
ヒューマリン®R 注 （インスリン ヒト）	血糖降下作用 速効型インスリン製剤	低血糖、アナフィラキシーショックなど	周術期の血糖を 110 ～ 180 mg/dL を目標に血糖コントロールを図るために投与する	禁忌 低血糖症状を呈している
気管支拡張薬				
ネオフィリン®注 （アミノフィリン水和物）	気管支喘息 喘息性気管支炎	ショック、アナフィラキシーショックなど	点滴静注では 6 mg/kg を等張液 200 ～ 250 mL に希釈して 15 分間で 1/2 量を残り 1/2 量を 45 分間で投与	禁忌 てんかん、甲状腺機能亢進症、急性腎炎、急性心筋梗塞、重篤な心筋障害（心筋刺激作用を有し症状を悪化させる）
フルティフォーム® （フルチカゾンプロピオン酸エステル / ホルモテロールフマル酸塩水和物）	長時間作用型吸入 β_2 刺激剤の併用が必要な場合	ショック、アナフィラキシー 重篤な血清カリウム値低下 不整脈、動悸	成人には、1 回 2 吸入、1 日 2 回投与	禁忌 有効な抗菌剤の存在しない感染症、深在性真菌症の患者。本剤の成分に対して過敏症の既往歴のある患者 原則禁忌 結核性疾患 併用注意 リトナビル、カテコールアミン、アドレナリン、テオフィリン、プレドニゾロン、フロセミド、アテノロール、抗不整脈薬、三環系抗うつ薬

主な商品名 （一般名）	作用	副作用	使用量	備考・注意点
ステロイドホルモン				
ソル・メドロール®静注用 （メチルプレドニゾロンコハク酸エステルナトリウム）	急性循環不全（出血性ショック・感染性ショック） 腎臓移植に伴う免疫反応の抑制	アナフィラキシー様ショック、呼吸困難など	1回125 mg〜2 g静注または点滴静注 1回1 g静注または点滴静注、改善しないとき1 g追加	**禁忌** 本剤に過敏症のある患者
ソル・コーテフ®静注用 （ヒドロコルチゾンコハク酸エステルナトリウム）	急性循環不全（出血性ショック・外傷性ショック、気管支喘息、アナフィラキシーショック、薬剤アレルギーの抗ショック、抗炎症作用、抗アレルギー作用	まれにアナフィラキシー様ショックをきたすことがあり、呼吸困難、全身紅斑などが出現したらただちに使用を中止する	20 〜 50 mg/kg 静注	●ショックに対する治療目的では24 〜 48時間以上は使用しない
リンデロン®注 （ベタメタゾンリン酸エステルナトリウム）	副腎皮質ステロイド 出血性ショック 人工心肺使用時の抗不整脈作用	感染症の誘発・増悪、アナフィラキシー様症状、ショックなど	0.4％注：1回2〜8 mg、3〜6時間ごと静注 2 〜 5 mg/kg 静注、効果が不十分であれば同量あるいは1/2量を4 〜 6時間後に再投与	**禁忌** 過敏症のある患者
利尿薬				
ラシックス®注 （フロセミド）	うっ血性心不全、肺水腫、ネフローゼ症候群や肝硬変、妊娠高血圧症候群、輸液過剰に伴う浮腫 高血圧、高カルシウム血症の補助治療	ショック、アナフィラキシー、心室性不整脈、電解質異常など	20 mg 静注：1日20 〜 40 mg程 使用し、4 mgからゆっくり静注	**禁忌** 妊産婦、授乳中。フロセミドに過敏症のある患者、無尿、高度脱水患者、肝性昏睡
20％マンニットール注射液 （D-マンニトール）	浸透圧利尿薬 脳圧低下、眼内圧低下	電解質異常、脱水症状、低血圧など	1回1 〜 3 g/kgを点滴静注、100 mL/3 〜 10分で1日量200 gまで	●中止後のリバウンド現象があるため、緊急時以外あまり用いられない **禁忌** 急性頭蓋内血腫
ハンプ®注射用 （カルペリチド）	血管拡張作用によって利尿を促し、心臓の負担を軽減する（本来の適応は急性心不全）	血圧低下、低血圧性ショック、徐脈、心室性不整脈など	1バイアルを注射用水 10 mLに溶解し、必要に応じて生理食塩水または5％ブドウ糖注射液で希釈し、0.1 μg/kg/分を持続静注。血行動態をモニターしながら適宜加減し 0.2 μg/kg/分まで増量可	**禁忌** 低血圧または心原性ショック、右室梗塞
制吐薬				
ドロレプタン®注射液25mg （ドロペリドール）	周術期の悪心・嘔吐予防（ただし本体の適応は麻酔前投薬および全身麻酔の補助である）	血圧低下・ショック・不整脈・期外収縮・心室頻拍・心停止など	0.625 〜 2.5 mg 静注。術後鎮痛に使用する麻薬（持続硬膜外注入、IVPCA）に対する制吐目的で使用する場合、2.5 mg/日を充填量に加える	**禁忌** けいれん発作の既往、重篤な心疾患、QT延長症候群、2歳以下の小児

主な商品名 （一般名）	作用	副作用	使用量	備考・注意点
プリンペラン® 注射液 10mg （メトクロプラミド）	制吐作用、消化管の運動調整作用、5-HT3 拮抗作用	アナフィラキシー様症状、悪性症候群など	1～2回／日、筋注または静脈注射	禁忌 褐色細胞腫の疑いあり、消化管に出血、穿孔または器質的閉塞

電解質補正用剤

主な商品名 （一般名）	作用	副作用	使用量	備考・注意点
塩化ナトリウム注 10% （塩化ナトリウム）	電解質補液の電解質補正 体内の電解質、水分不足に応じて電解質補液に添加して使用	大量投与で高ナトリウム血症、うっ血性心不全、浮腫など	電解質補給の目的で、輸液剤などに添加して必要量を静注または点滴静注する	慎重投与 心臓、循環器系機能障害、腎障害
KCL （塩化カリウム）	カリウム製剤 電解質補液の電解質補正	高カリウム血症など	ゆっくり静脈内に投与し、投与速度はカリウムイオンとして 20 mEμ/ 時を超えないこと カリウムイオンとしての投与量は 1 日 100 mEμ を超えないこと	●必ず希釈して使用する ●ゆっくり静脈内に点滴投与する。開封後ただちに使用し、全量を混合する 禁忌 直接静注（心停止となる）、重篤な腎機能障害
アスパラギン酸カリウム注 （L-アスパラギン酸カリウム）	降圧利尿薬 副腎皮質ホルモン、強心配糖体、インスリン、抗生物質の連用時、低カリウム血症時などのカリウム補給	心臓伝導障害、血管痛、悪寒など	（カリウム 10 mEq） 1 回 10～30 mL、点滴静注 最高 1 日 17.1 g	禁忌 重篤な腎機能障害、副腎機能障害、高カリウム血症
カルチコール 注射液 （グルコン酸カルシウム水和物）	カルシウム補給剤	高カルシウム血症、徐脈、血圧変動など	1 日 1 回 0.4～2 g （静脈内に緩徐に注射する）	禁忌 高カルシウム血症、腎結石、重篤な腎不全
炭酸水素 Na 静注 （炭酸水素ナトリウム）	炭酸水素ナトリウム注射液 アシドーシス補正用製剤	アルカローシス、高ナトリウム血症、血液凝固時間延長、テタニー、低カリウム血症など	1 回 12～60 mEq（1～5 g）静注 アシドーシス：次式により算出し静注必要量（mEq）＝不足塩基量（mEμ/L）× 0.2 ×体重（kg）	●カルシウム塩を含む製剤と配合不可 ●血管外に漏れると組織の壊死をもたらす ●過剰投与は二酸化炭素産生するため呼吸性アシドーシスをきたす危険がある

輸液

主な商品名 （一般名）	作用	副作用	使用量	備考・注意点
ビカネイト®輸液 （重炭酸リンゲル液）	生理的なアルカリ化剤としての重炭酸イオンを含む輸液（肝機能低下、外傷、ショック症状）	ｐH 異常、アルブミン減少、末梢の浮腫など	投与速度は通常成人 1 時間当たり 10 mL/kg 体重以下とする	禁忌 高マグネシウム血症、甲状腺機能低下症の患者（高マグネシウム血症悪化の恐れがある）
ソルアセト® F 輸液 （酢酸リンゲル液）	循環血液量および組織間液の減少時における細胞外液の補給・補正、代謝性アシドーシスの補正（酢酸の分解が速い）	脳浮腫、末梢の浮腫など	投与速度は 1 時間あたり 10 mL/kg 体重以下とする	使用注意 腎不全、心不全、高張性脱水症の患者 ●カルシウム塩を含有するため、クエン酸加血液と混合すると凝血を起こす恐れがある

主な商品名 （一般名）	作用	副作用	使用量	備考・注意点
フィジオ® 140 輸液 （ブドウ糖加酢 酸リンゲル液）	循環血液量および 組織間液の減少時 における細胞外液 の補給・補正、代 謝性アシドーシス の補正。マグネシ ウムの維持。【糖濃 度が低いため急速 投与でも高血糖を 起こしにくい】	不整脈、脳浮腫、 末梢の浮腫など	投与速度は通常成人 1時間あたり15 mL/ kg 体重以下とする	禁忌 高マグネシウム血症、甲状 腺機能低下症
ボルベン®輸 液（ヒドロキシ エチルデンプ ン）	代用血漿剤 循環血液量の維持 輸血を必要としな い程度の出血時	ショック、アナフィ ラキシー、腎機能 障害など	持続的に静脈内投与 する。投与量および 投与速度は、症状 に応じ適宜調節する が、1日50 mL/kg を上限とする	禁忌 肺水腫、うっ血性心不全な ど水分過負荷、腎不全、透析治 療中、頭蓋内出血、高ナトリウム 血症、高クロール血症
血液製剤				
ハプトグロビ ン静注 （人ハプトグロ ビン）	血漿分画製剤 熱傷・火傷、輸血、 体外循環化開心術 などの溶血反応に 伴うヘモグロビン 血症	アナフィラキシー ショック、発赤な ど	成人では1回4000 単位を緩徐に静脈内 に点滴注射するか、 体外循環時に使用す る場合は灌流液中に 投与する	慎重投与 ハンプトグロビン欠損 症、IgA 欠損症、溶血性・失血 性貧血
献血アルブ ミン5％静注 12.5g/250mL （人血清アルブ ミン）	アルブミン喪失、 アルブミン合成低 下による低アルブ ミン血症、出血性 ショック	ショック、アナフィ ラキシー様症状な ど	1回5 %100～250 mL 緩徐に静注	●循環血液量保持作用は強いが 酸素運搬作用をもたないため、 輸血開始が遅れないようにする
造影剤				
イオパーク® （イオヘキソー ル）	ヨード 35 ％ 血管、四肢血管、 尿路造影	ショック、アナフィ ラキシー様症状、 けいれん発作、心 室細動、冠動脈攣 縮など	医師の指示	禁忌 ヨードアレルギー
ウログラフイ ン®注 （アミドトリゾ酸 ナトリウムメグ ルミン）	胆膵、尿路、関節、 唾液腺系造影剤	ショック、アナフィ ラキシー様症状、 けいれん発作など	医師の指示	禁忌 ヨードアレルギー
オムニパーク® （イオヘキソー ル）	脳槽、脊髄造影剤	ショック、アナフィ ラキシー様症状、 けいれん発作、麻 痺、心室細動、冠 攣縮など	医師の指示	禁忌 ヨードアレルギー、甲状腺 疾患

診療科別で使用する特殊な薬剤

主な商品名 （一般名）	作用	副作用	使用量	備考・注意点
全科共通				
ボスミン®注 （アドレナリン）	ショック時の補助治療、心停止の蘇生薬、局所麻酔薬の作用延長、手術時の局所出血の予防と治療	肺水腫、不整脈、血圧異常上昇、呼吸困難、心停止、発疹など	局所麻酔薬の作用延長：アドレナリンの 0.1 ％溶液として、血管収縮薬未添加の局所麻酔薬 10 mL に 1 ～ 2 滴（アドレナリン濃度 1：10 ～ 20 万）の割合に添加して用いる 手術時の局所出血の予防と治療：アドレナリンの 0.1 ％溶液として単独、または局所麻酔薬に添加し、局所注入する	慎重投与 カテコラミン製剤の併用、心室性不整脈、甲状腺機能亢進症、糖尿病 禁忌 耳介、指趾、陰茎への投与 20 万倍希釈の場合、生理食塩水 100 mL に対して 0.5 mL を入れる。40 万倍希釈の場合、生理食塩水 100 mL に対して 0.25 mL を入れる
アビテン® （コラーゲン使用吸収性局所止血材）	止血効果	添付文書内に記載なし	出血創面の血液を取り除いた後、適当量を乾燥状態のまま出血面に適用し、上からガーゼ等で圧迫する。止血後、余剰分は可能な限り、生理食塩液を用いて洗浄除去する	禁忌 血管内、眼内、皮膚切開部
サージセル （酸化セルロース）	各種手術時の補助的な止血	神経障害、異物反応など	出血部位に適当量をあてるか充填する。止血の達成後、余剰分は可能な限り取り除く	禁忌 骨孔の周り、骨の境界、脊髄周辺、大動脈の出血部
ベリプラスト®P （フィブリノゲン加第ⅩⅢ因子）	特定生物由来製品組織の接着・閉鎖、止血	ショック、過敏症、発熱など	接着・閉鎖部位の状態、大きさに応じ適宜増減する	●血管内に投与しないこと 禁忌 汎発性血管内凝固症候群（DIC）、貧血、免疫不全、免疫抑制状態の患者
タコシール® （フィブリノゲン配合剤）	組織の接着・閉鎖	血圧低下（ショック）など	適宜必要な大きさにカットして使用	●接着・閉鎖部位の血液、体液をできるだけ取り除き、乾燥状態のまま、あるいは生理食塩水でわずかに濡らす ●通常 3 ～ 5 分間圧迫して使用する
フロシール （ヒトトロンビン含有ゼラチン使用吸収性局所止血材）	結紮または通常の処置による止血が無効、または実施できない場合の鏡視下手術を含む各種手術時（眼科以外）の補完処置的な止血	過敏症、ショック、硬膜欠損の修復に使用した場合は発熱、感染、錯感覚、頸部痛、不全麻痺など	トロンビン溶液（5 mL）の調製し、トロンビン溶液と架橋ゼラチンを混合して使用	禁忌 ウシ由来成分に過敏症の既往歴のある患者 ●血管内に注入または詰め込まない ●眼内、皮膚切開部位、血流のない部位（クランプによる血流遮断やバイパス処置された血管）に使用しない

主な商品名（一般名）	作用	副作用	使用量	備考・注意点
色素				
ピオクタニン（院内製剤）（塩化メチルロザニリン）	染色（手術時マーキングに使用）殺菌剤原料	口腔内で使用すると悪心・嘔吐、下痢などを起こすことがある	手術部位のマーキング、デッサンに医師が適量使用する	●眼、皮膚、呼吸器の粘膜を刺激する
インジゴカルミン注 20mg（インジゴカルミン）	悪性黒色腫・乳がんのセンチネルリンパ節の固定腎機能検査	ショック、発疹、血圧上昇、徐脈など	尿染色時は 20〜40 mg（5〜10 mL）静注後、排泄を調べる悪性黒色腫・センチネルリンパ節の固定時は 20 mg 以下を分割投与する	●腎機能検査、尿管損傷の確認に用いた際は、投与から検出までの時間を測定する（青色の尿）
麻酔科領域				
キシロカイン® ポンプスプレー8%（リドカイン）	表面麻酔リドカイン噴霧剤	ショック、徐脈、不整脈、血圧低下、呼吸抑制、チアノーゼ、意識障害など	8〜40 mg（1〜5回の噴霧）を使用する気管内スプレーチューブを用いて使用する	●麻酔部位に応じ、できるだけ必要最少量とする。特に他のキシロカインと併用する場合には、過量投与とならないようにする。気道内表面麻酔の場合は吸収が速いので、できるだけ少量を使用する●気管チューブには噴霧しない
キシロカイン® 液「4%」（リドカイン塩酸塩）	気道への表面麻酔	ショック、徐脈、不整脈、血圧低下、呼吸抑制、チアノーゼ、意識障害など	通常成人で 80〜200 mg（2〜5 mL）を使用する	●全身麻酔時の挿管には本剤を倍量に希釈して適量を噴霧する
プリビナ®（ナファゾリン硝酸塩）	上気道の諸疾患の充血、うっ血、上気道粘膜の表面麻酔時における局所麻酔剤の効果部位時時間の延長	過敏症など（副作用発現頻度が明確となる調査は実施していない）	鼻腔には 1回2〜4滴、咽頭・喉頭には 1回1〜2mL	●冷所保存　禁忌 2歳未満の乳児●麻酔科領域では薬剤の血管収縮作用を目的に経鼻挿管時における鼻出血を軽減させる目的で使用する
ダントリウム® 静注用（ダントロレンナトリウム水和物）	悪性高熱症治療剤	呼吸不全、ショック、アナフィラキシーなど	初回量 40 mg 静注溶解には注射用水 60 mL で希釈して使用する	●点滴ルート内で他剤と接触しないよう必要に応じてダントリウム投与前後に注射用水でルート内をフラッシュする
消化器外科				
キシロカイン® ゼリー2%（リドカイン塩酸塩）	表面麻酔潤滑剤	ショック、徐脈、不整脈、血圧低下、呼吸抑制、チアノーゼ、意識障害など	尿道麻酔で成人男子は 10〜15 mL、女子は 3〜5 mL を使用する	●眼科用として投与しないこと
口腔外科				
歯科用シタネスト‐オクタプレシン®カートリッジ（プロピトカイン塩酸塩・フェリプレシン）	局所麻酔薬歯科・口腔外科領域の手術・処置における浸潤麻酔、伝達麻酔	ショック、意識障害、振戦、けいれん、異常感覚など	口腔外科領域の麻酔には 3〜5 mL を使用。ただし手術部位、年齢等により適宜増加する	●キシロカインアレルギー患者に対して使用する●歯科のみに使用すること
歯科用キシロカイン®カートリッジ（リドカイン塩酸塩・アドレナリン）	歯科領域における浸潤麻酔、伝達麻酔薬	ショック、意識障害、振戦、けいれん、異常感覚、悪性高熱、動悸、頻脈、血圧上昇、悪心・嘔吐、過敏症など	口腔外科領域の麻酔には 3〜5 mL を使用、ただし手術部位、年齢等により適宜増加する	禁忌 キシロカインアレルギー●エピネフリンが 0.0225 mg 混在している

主な商品名 （一般名）	作用	副作用	使用量	備考・注意点
整形外科				
スポンゼル® （ゼラチン）	各外科領域における止血 褥瘡潰瘍	ショック、アナフィラキシー様症状など	適当量を乾燥状態のまま、生理食塩液に浸し、傷創面に貼付する	禁忌 血管内への使用。本剤の成分に対し過敏症のある患者
アルスロマチック （乳酸リンゲル液）	関節鏡視下検査・手術時または関節切開による手術時の関節腔の拡張および灌流・洗浄	脳浮腫、肺水腫、浮腫など	通常、使用量は目的に応じて3〜12Lとする。必要に応じて適宜増減する	使用注意 心疾患、腎疾患、ナトリウム貯留性の浮腫の患者
産婦人科				
ピトレシン®注射液20 （合成バソプレシン）	下垂体性尿崩症、下垂体性または腎性尿崩症の鑑別診断、腸内ガスの除去。食道静脈瘤出血の緊急処置	心筋虚血、心室性期外収縮、冠動脈攣縮、血管攣縮、徐脈、不整脈など	成人にはバソプレシンとして1回2〜10単位を必要に応じて1日2〜3回皮下または筋肉内注射する 婦人科領域：100〜200倍に希釈して使用	●冷所保存 禁忌 低血糖を起こしやすい患者 ●産婦人科領域では、薬剤の血管を収縮させて出血量を減少させるために卵巣腫瘍や筋腫核出術に用いられている
アトニン® （オキシトシン）	子宮筋に作用し、子宮収縮の誘発、促進	子宮破裂、胎児仮死、頸管裂傷、羊水塞栓、ショック、弛緩出血、新生児黄疸、不整脈、悪心・嘔吐など	点滴静注法：オキシトシンとして通常5〜10単位を5％ブドウ糖注射液（500mL）等に混和して点滴速度を1〜2ミリ単位/分から開始し症状、胎児心拍を観察しながら適宜増減する 帝王切開時：子宮筋注法（5〜10単位子宮筋層内へ直接投与する）	●分娩監視装置を用いて胎児心音、子宮収縮の状態を十分に監視する
マグネゾール® （硫酸マグネシウム水和物・ブドウ糖）	妊娠高血圧症における子癇の発生抑制および治療	マグネシウム中毒、電解質異常、筋緊張低下など	1回1A（20mL）を徐々に静注。必要に応じて増減する	慎重投与 重症筋無力症、心臓伝導障害、糖尿病、高マグネシウム血症 ●薬理作用の中枢神経系の抑制と骨格筋弛緩作用を目的にシバリングの際にも使用する
泌尿器科				
ウロマチックS泌尿器科用灌流液3％ （D-ソルビトール）	前立腺・膀胱疾患の経尿道的手術時、その他泌尿器科手術時並びに術後洗浄	血圧上昇、電解質異常、循環器障害、高血糖など	使用量は目的に応じて1,000〜15,000mLとする。手術の進行によって増減する	●経尿道的切除術中に生体内に吸収され、体液を希釈、低ナトリウム血症等の電解質異常や循環障害、高血糖を起こすことがある。灌流量の出納、患者の全身状態を確認しながら使用する
脳神経外科				
パパベリン塩酸塩注 （パパベリン塩酸塩）	血管拡張・鎮痙剤急性動脈塞栓、急性肺塞栓、末梢循環障害、冠循環障害における血管拡張と症状 脳血管攣縮によって細くなった血管の血管拡張	呼吸抑制、発疹、心悸亢進、不整脈、血圧上昇など	1回30〜50mg（0.75〜1.25mL）、1日100〜200mg（2.5〜5mL）を注射急性動脈塞栓には、1回50mg（1.25mL）を動脈内注射。急性肺塞栓には1回50mgを静注することができる	●脳血管攣縮において静注した場合、一過性神経麻痺や意識障害を起こすことがある ●術中グラフト採取時に血管拡張作用を期待して使用する

主な商品名（一般名）	作用	副作用	使用量	備考・注意点
アートセレブ®（脳脊髄手術用洗浄灌流液）	穿頭、開頭手術の洗浄、脊髄疾患手術の洗浄および神経内視鏡手術の灌流	特異的な副作用はない	術式および手術時間等により適宜増減する	●原則閉鎖系にて使用し、ステンレス製ビーカー等の別容器に移し替えないで直接手術部位に使用すること
デュラシールブルースプレー（吸収性組織補強材）	硬膜の縫合時に硬膜と硬膜の隙間、硬膜縫合部、もしくは硬膜形成材料と硬膜との隙間の補填材料として使用される合成吸収性材料	不整脈、炎症反応、神経障害など	必要量、スプレーにて噴霧する	禁忌 18歳未満の患者、妊婦、授乳婦 ●適用前に十分な止血が得られていることを確認する ●筋肉や皮膚など、隣接した組織へ付随的に適用しない
心臓血管外科				
バイオグルー外科用接着剤（アルブミン使用接着剤）	大動脈切開・縫合吻合部（大動脈解離腔および人工血管吻合部を含む）および心臓の縫合部の接着・止血補助	感染、心筋梗塞、血栓塞栓症、仮性動脈瘤、大動脈弁閉鎖不全症、血栓形成、癒着、神経脱落症候群、適用部位の腫脹、浮腫等の過敏性反応、局所組織の壊死、組織の石灰化、本品のウシ由来成分に含まれる感染性因子の伝播	本品を塗布する大動脈と解離腔の血液や血栓を取り除き、滅菌ガーゼ等を用いて乾いた状態で塗布	禁忌 ウシ由来の材料に対して過敏性の既往歴のある患者、感染を有する患者、小児患者、一度本品を使用した患者には繰り返し使用しない
耳鼻咽喉科				
キシロカイン®液「4％」（リドカイン塩酸塩）	表面麻酔	ショック、徐脈、不整脈、血圧低下、呼吸抑制、チアノーゼ、意識障害など	通常成人で80～200 mg（2～5 mL）を使用する	●鼻腔内、咽頭に刺激性薬物を塗布する前処置、耳管カテーテル挿入、下甲介切除、鼻中隔矯正、扁桃摘出など本剤適量を塗布または噴霧する
ボスミン®外用液0.1％（アドレナリン）	耳鼻咽喉科領域における粘膜の充血・腫脹、外創における局所出血	全身性の症状：肺水腫等、重篤な血清カリウム値の低下など	5～10倍希釈液を、直接塗布、点鼻もしくは噴霧するか、またはタンポンとして用いる	併用注意 分娩促進薬、利尿薬 禁忌 カテコールアミン製剤、アドレナリン作動薬投与中、緑内障患者
眼科				
オビソート®（アセチルコリン塩化物）	コリン類似薬 血管拡張作用、消化管運動促進	ショック、アナフィラキシー様症状、蕁麻疹、けいれんなど	蒸留水5～10 mLで溶解して前房内に投与	禁忌 気管支喘息、甲状腺機能亢進症、重篤な心疾患、消化性潰瘍、アジソン病、てんかん、パーキンソニズム、消化管・膀胱頸部閉塞、妊婦 ●眼科領域では前房内に投与して縮瞳させるために使用
デキサート®（デキサメタゾンリン酸エステルナトリウム）	副腎皮質ホルモン製剤 炎症やアレルギー、過剰な免疫力を抑えるはたらきなど	ショック、アナフィラキシーなど	手術終了時に結膜下に注射する	●眼科領域では、術後炎症や予防目的に使用する
ゲンタシン®（ゲンタマイシン硫酸塩）	抗菌薬 炎症やアレルギー、過剰な免疫力を抑えるはたらきなど	ショック、過敏症、注射部位疼痛など	手術終了時に結膜下に注射する	禁忌 アミドグリコシド系抗生物質、バシトラシンに対し過敏症のある患者 ●眼科領域では、術後炎症や予防目的に使用する

主な商品名 （一般名）	作用	副作用	使用量	備考・注意点
プリビナ®点眼液 （ナファゾリン硝酸塩）	眼科用局所血管収縮剤	過敏症、眼圧変動、刺激痛、散瞳、乾燥感など	点眼液：1回1〜2滴	禁忌 閉鎖隅角緑内障の患者
ミドリン®P （トロピカミド・フェニレフリン塩酸塩）	散瞳点眼薬	ショック、アナフィラキシー、過敏症、眼圧上昇、眼瞼炎、眼瞼皮膚炎など	1回1〜2滴を3〜5分おきに2回点眼	禁忌 眼圧上昇の素因（緑内障など）および、狭遇角や前房が浅い患者
キシロカイン®点眼液4％ （リドカイン塩酸塩）	リドカイン塩酸塩点眼剤	ショック、過敏症など	1〜5滴を点眼する適宜増減する	禁忌 過敏症の既往歴のある患者
日点アトロピン点眼液1％ （アトロピン硫酸塩水和物）	散瞳と調節麻痺	眼圧上昇、血圧上昇，心悸亢進など	1回1〜2滴を点眼する	禁忌 高眼圧症
・ディスコビスク1.0眼粘弾剤 ・ビスコート®0.5眼粘弾剤® ・シェルガン0.5眼粘弾剤 ・プロビスクなど （コンドロイチン硫酸エステルナトリウム・精製ヒアルロン酸ナトリウム）	水晶体再建術の手術補助	角膜浮腫、虹彩炎、角膜熱傷、炎症反応、前房出血、眼内レンズ表面への混濁など	白内障摘出時には0.1〜0.4 mL、眼内レンズ挿入時には0.1〜0.4 mLを前房内に注入	禁忌 本剤の成分または蛋白系薬剤に対し過敏症の既往歴のある患者 ●主に白内障手術時に前房を形成する。手術終了時に除去しなければ術後高眼圧になるため注意
ビーエスエスプラスオペガード® （オキシグルタチオン）	眼灌流・洗浄液	角膜浮腫、角膜混濁など	白内障・硝子体手術時の灌流液として使用。術式に合わせて適宜使用する	●糖尿病の合併症のある硝子体手術の患者に使用した場合、水晶体混濁を起こすことがある ●ボスミン®（散瞳・止血目的）デカドロン®（感染防止目的）を混注して使用する場合がある
マイトマイシン （マイトマイシンC）	抗悪性腫瘍製剤	骨髄抑制、貧血、急性腎不全など	蒸留水5 mLもしくは10 mLで溶解して、適量術野に出す	●抗悪性腫瘍製剤は細胞の増殖を抑制、死滅させるので取り扱いには十分注意する 使用注意 腎障害、肝障害、感染症 ●トラベクレクトミー時房水を排出する経路の癒着防止のため使用
PA・ヨード （ヨウ素、ポリビニルアルコール）	眼科用消毒液	過敏症、眼刺激感など	精製水または0.9％食塩水で4〜8倍に希釈して用いる	●冷所保存 禁忌 ヨウ素アレルギー

参考文献

1）高久史麿，矢崎義雄監修，北原光夫，上野文昭，越前宏俊編：治療薬マニュアル2020．医学書院，東京，2020.
2）河本昌志編：手術室・ICUで使う薬剤ノート 改訂6版．メディカ出版，大阪，2015.
3）武田純三監修：POWER UP！手術室の薬剤118．メディカ出版，大阪，2019.
4）中谷晴昭，大橋京一編著：薬とのかかわり：臨床薬理学（シリーズ看護の基礎科学）．日本看護協会出版会，東京，2001.

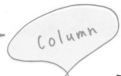

私の勉強法 & 苦手克服法

　私の施設では、13 の診療科が外科的治療を行っています。「脳外科の細かい器械が苦手」「整形外科に多い持ち込みの器械を組み立てるのが苦手」など、診療科によって苦手意識をもっている後輩スタッフは少なくありません。

　私自身は、じつは苦手な診療科がないのです。一番の苦手克服法は、どんな小さなことでもいいので（面白い先生がいるとか、癖のある先生の癖を覚えるとか）、その診療科の面白さを発見し、苦手な科をつくらないことだと思います。

　例えば脳神経外科の場合、ダイナミックな操作の開頭・閉頭と、術中の顕微鏡を使った繊細な手術では、使用する手術器械がまったく異なります。開頭ではドリルを使用し頭蓋骨に穴をあけて、骨を外します。一方、顕微鏡中はマイクロ器械を使用し、繊細な器械の受け渡しが必要になります。いかにスムーズに、手術が滞ることなく手術器械を準備できるかが、醍醐味だと思います。常に新しい術式が増える手術室で、意識して面白さを探してみてください。

　新人のときは 3 か月ごとに 3〜4 の診療科の手術を担当し、ローテーションをしました。毎日別の診療科の手術に入るため、予習と復習で大変だったことを覚えています。勉強できる時間は限られているので、何とか効率よい方法はないかと模索しました。そのとき実際にやった勉強方法を紹介します。

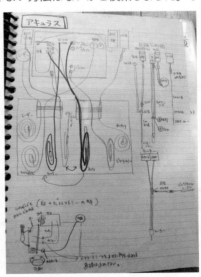

❶先輩の指導のもと、術式の予習は外回りをしながら、器械出しは先輩の技術を見て予習する。

❷自宅に帰り、術式ごとにノートにまとめて復習する。

❸器械出しに入る際は、医師への渡し方や、術野で衛生材料の組み立てや、工作（通称「仕込み」）の実践の習得を中心に行う。①②の予習・復習で必要な物品や術野に提供するタイミングは把握できているので、緊張せずに器械出しを行うことができる。

　外回りを行いながら事前予習をすれば、疑問点はその場で先輩や医師に確認できます。自宅では予習よりも復習に時間を使い、今日学んだ内容を確実に習得できるようになりました。ときおり、先輩にまとめたノートを見せてアドバイスをもらい、自分のオリジナルノートをつくりました。学習法は人それぞれですが、机上の学習と実践がリアルタイムで結びつく形で勉強すると、知識も技術も身につくと思います。

索引

欧文・略語・数字

せんぱい か
先輩ナースが書いた
しゅ じゅつ かん ご
手術看護ノート

| 2020年5月25日　第1版第1刷発行 | 著　者　齋藤　直美 |
| 2023年7月10日　第1版第4刷発行 | 発行者　有賀　洋文 |

著　者　齋藤　直美
さいとう　なおみ

発行者　有賀　洋文

発行所　株式会社 照林社
〒112-0002
東京都文京区小石川2丁目3-23
電話　03-3815-4921（編集）
　　　03-5689-7377（営業）
https://www.shorinsha.co.jp/

印刷所　共同印刷株式会社

検印省略（定価はカバーに表示してあります）
ISBN978-4-7965-2485-8
©Naomi Saito/2020/Printed in Japan